Baumgartner | Muhr:
Willst du schlank sein oder ...

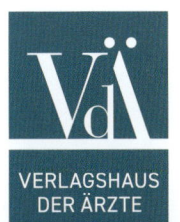

VERLAGSHAUS
DER ÄRZTE

DR. BERNHARD BAUMGARTNER
KATHARINA MUHR

WILLST DU

SCHLANK

SEIN

ODER
GLÜCKLICH?
GESUND?
GUT GELAUNT?

Impressum

© Verlagshaus der Ärzte GmbH, Nibelungengasse 13, 1010 Wien, Österreich
www.aerzteverlagshaus.at

2. Auflage 2023 (1. Auflage 2019)

ISBN 978-3-99052-279-0

Umschlag & Grafik: Irene Danter & Ing. Eva-Christine Lichtensteiner Verlagshaus der Ärzte GmbH
Umschlagfotos: Getty Images (simplehappyart, pialhovik, photosoup)
Projektbetreuung: Hagen Schaub
Druck & Bindung: FINIDR, s.r.o., 737 01 Český Těšín
Printed in Czech Republic

Dieses Buch wurde mit den Schriften Bespoke Serife & Abril Fatface gesetzt.

Vorwort zur ersten Auflage

Hallo! Das ist ja schön, dass wir uns endlich kennenlernen! Ja, wir haben schon auf Sie gewartet. Wie oft sind Sie an diesem Buch vorbeigegangen und haben es nur angeschaut, verstohlen aus dem Augenwinkel? Jetzt sind Sie so neugierig, dass Sie das Buch in die Hand nehmen und lesen. Wir haben die erste Hürde übersprungen und stehen am Anfang einer wundervollen Beziehung!

Keine Sorge, Sie behalten Ihre Freiheiten. Schließlich sind Sie eigenverantwortlich. Vor uns liegen spannende Stunden, Tage, Wochen und Monate!

Wie oft haben Sie schon versucht, abzunehmen? Sie haben also schon Erfahrungen mit Diäten und Ernährungsumstellungen, mit Fasten und Dinner Cancelling? Sehr gut! Denn genau da wollen wir ansetzen.

Diäten haben einen Jo-Jo-Effekt eingebaut? Das sehen wir uns genauer an!

Schlank zu sein ist das Wichtigste? Lassen Sie uns darüber noch einmal nachdenken!

Dünne sind gesünder? Das kommt sehr darauf an und muss gar nicht stimmen! Vielleicht sollten Sie gar nicht abnehmen?!

Diäten sind nur darauf ausgerichtet, rasche Erfolge zu erzielen, oft ohne Rücksicht auf die Gesundheit. Daran ändert sich auch nichts, wenn Diäten heute als „Ernährungsumstellung" bezeichnet werden. Modische Ernährungsformen erleben einen Hype. Man kennt sich schon gar nicht mehr aus, was richtig und was falsch ist.

Im Endeffekt kommt es darauf an, dass Sie sich wohlfühlen und Sie das Leben leben können, das Sie sich vorstellen und das Sie verdienen. Wollen Sie lieber schlank sein oder gesund, glücklich und gut gelaunt?

Dann lassen Sie uns starten, Ihren persönlichen Erfolgsplan zu entwickeln und Sie zum Erfolg zu begleiten.

Katharina und Bernhard

Vorwort zur zweiten Auflage

Wir wollen als erstes unseren Leserinnen und Lesern danke sagen! Durch Ihre Begeisterung für unser Buch kam es zur zweiten Auflage. Es war ein erhebender Moment, als wir beim Verlag weitere Bücher bestellt haben und uns mitgeteilt wurde, dass nicht mehr genug Exemplare im Lager liegen!

Es folgten tagelange zähe Verhandlungen darüber, ob das Buch verändert werden soll, und was wie erledigt werden kann. Schließlich haben wir uns nach zähem Ringen darauf einigen können, dass der ersten Auflage ein weiteres Kapitel hinzugefügt wird. (An dieser Stelle möge uns der Verlag verzeihen, dass wir den Prozess hier ein wenig dramatischer darstellen, als er tatsächlich war. Nur ein ganz klein bisschen wenig mehr ...)

Obwohl schon sehr viele Menschen von den Ausführungen und Übungen der ersten Auflage profitieren konnten, gibt es weiterhin viele, die noch nicht ihren Weg gefunden haben. Für die es noch zu schwer ist oder deren Herausforderungen einfach zu groß sind. Im Moment. Viele der Übergewichtigen leiden beispielsweise unter ständigem Hungergefühl. Da helfen gut gemeinte Tipps nichts, wie:

„Trink doch etwas, das ist nur Durst!"

„Du musst das nur durchtauchen, dann verschwindet der Hunger!"

Nein, das tut er nicht. Sonst hätte es mit dem Abnehmen schon längst geklappt. Hat es aber nicht.

Andere wiederum werden verführt von der Aussicht, ganz einfach ihren Stoffwechsel zu beschleunigen und so ohne Verzicht oder Lebensumstellung rasch und gesund abzunehmen. Wir wollen nicht zu viel verraten, das ist auch nicht nötig, denn eine ausführliche Analyse solcher Versprechen findet sich im neuen Kapitel.

Es werden inzwischen auch diverse Diäten angeboten, die als Ernährungsumstellung verkauft werden. Das wäre nicht so schlimm, wenn diese Diäten funktionieren würden. Obwohl: Tun sie das nicht? Es hat doch schon jede bzw. jeder mit einer Diät abgenommen. Warum hört man dann so viel Schlechtes darüber?

Im neuen Kapitel versuchen wir uns daran, aktuelle Versprechen bis hin zu dreisten Werbelügen, aber auch ernsthafte Abnehmangebote zu analysieren und zu erklären. Vor allem für jene, die es wirklich ernst meinen, aber vor übermenschlichen Herausforderungen stehen. Sie sollen am Ende des Kapitels einen guten Überblick zu den aktuellen Entwicklungen am Markt bekommen haben und in der Lage sein, Angebote kritisch zu hinterfragen. Das gehört zu den schwierigsten Übungen, nämlich sich nicht von der bloßen Hoffnung zu einem unsinnigen Abenteuer verführen zu lassen, sondern in Ruhe abwägen zu können, was für sich selbst das Beste ist.

Und noch ein Geheimnis verraten wir! Nämlich, dass wir bereits am nächsten Kapitel arbeiten!

Bis dahin wünschen wir Ihnen viel Spaß beim Lesen und größtmöglichen Erfolg!

Katharina und Bernhard

Inhalt

Betriebsanleitung

In diesem Buch „gendern" wir nicht jeden Satz! Es ist ganz Ihnen überlassen, ob Sie sich als DER Mensch fühlen, um den es geht, oder DIE Person, von der wir sprechen. Wir haben versucht, annähernd gleich viele Beispiele mit männlichen und mit weiblichen Protagonisten bzw. mit weiblichen und mit männlichen zu bringen und diese nicht gängigen Geschlechterrollen zuzuordnen. Viele der im Folgenden angeführten Beispiele wurden uns von Kursteilnehmern zur Verfügung gestellt. In diesen Fällen haben wir die originale Fassung beibehalten. Und wenn sich Männer beschweren, dass mehr Frauen hier zum Zug kommen: Es sind offenbar die Frauen, die mehr auf ihre Gesundheit achten und unsere Kurse besuchen. Sie, mein Herr, sind die löbliche Ausnahme!

Sie wollen etwas an Ihrem Leben endgültig ändern. Vielleicht haben Sie sich schon zuvor die Frage gestellt: „Will ich schlank sein oder glücklich?" Oder die Frage: „Will ich schlank sein oder gesund?" Sie werden sich die Frage wohl selbst beantworten müssen. Oder Sie dürfen sich die Frage selbst beantworten, denn Sie müssen hier nichts. Aber wenn Sie wirklich wollen, dann sollten Sie einen Stift und Papier bereithalten. Es wird Sätze und Konzepte geben, die Sie sich notieren wollen. Sie werden auch Übungen durchführen. Die können Sie im Buch ausfüllen oder die Formulare ausdrucken oder auf Papier aufschreiben. Also geben Sie sich nun einen Ruck und holen Sie Stift und Papier. Jetzt!
Wie warten so lange, versprochen!

*

*

*

Alles da? Wir gratulieren Ihnen herzlich!

Warum wir wegen dieser „Kleinigkeit" so begeistert sind? Weil immer noch der eine oder die andere dasitzt und einfach weiterliest, ohne Möglichkeit, das wirklich Wichtige herauszuschreiben und darauf aufbauend das eigene Leben zu gestalten. Wenn Sie bis jetzt noch kein Arbeitsmaterial organisiert haben, erlauben

Sie uns die Frage, wie Sie ernsthaft etwas ändern wollen? Wie wollen Sie das Erfolgskonzept Ihres Lebens entwerfen, denn um nichts weniger geht es, wenn Sie

a) die vorgeschlagenen Übungen gering schätzen,
b) das notwendige Wissen nicht strukturieren,
c) die für Sie wichtigen Planungen nicht niederschreiben?

Ah, was für ein Glück, Sie haben ja eh schon alles! Wussten wir es doch, wir können uns auf Sie verlassen!

Herzlichen Glückwunsch! Sie nehmen also nicht nur Ihr Leben, sondern auch einen Stift in die Hand, um Ihre innersten Wünsche nach Gesundheit, Fitness, Ihrem Wunschkörper und noch vieles mehr möglich zu machen!

Denn darum geht es hier: Sie haben die Gestaltung Ihres Geschicks, Ihres Glücks und Ihres Lebens nun übernommen! Keine Vorschriften, die ein anderer aufgestellt hat und die damit auch für andere gedacht sind, lenken Sie, sondern wir werden gemeinsam aus Ihren Vorlieben und Ihren Wünschen ein Konzept erstellen, das einzigartig nur auf Sie zugeschnitten ist.

Wie klingt das? Ihr ganz persönliches Konzept zum Glücklichsein, Sichwohlfühlen – und das Sie nach Ihren Wünschen an Ihr Lieblingsgewicht heranführt! Fühlt sich gut an, oder?

Um Sie weiter zu unterstützen, haben wir Traumreisen und Meditationen aufgenommen. Wir, das sind Katharina Muhr von invenias.at und Bernhard Baumgartner. Katharina Muhr ist diplomierte Entspannungs- und Mentaltrainerin und übernimmt diese Bereiche bei unseren Kursen und Vorträgen. Sie finden die Traumreisen und Meditationen, wenn Sie den Links an den entsprechenden Stellen folgen. Im Text weisen wir darauf hin, welche Übung durchgeführt werden kann – oder sollte oder soll. Manche Aufnahmen können Sie auf Ihr Smartphone überspielen, um immer wieder ein paar Minuten in das Erreichen Ihrer Ziele investieren zu können.

Also lassen wir es losgehen!

Einleitung

Sie wollen etwas an Ihrem Körper ändern. In unseren Kursen wollen die Teilnehmer meist Gewicht verlieren, um einen schöneren Körper zu haben, sie wollen fitter sein. Oft wollen Teilnehmer ihre Gesundheit erhalten oder wiederherstellen. Das sind ausgezeichnete Gedanken.

Leider erweisen sich diese im Endeffekt als Ideen oder Absichtserklärungen, ohne dass sich die Menschen darüber im Klaren sind. Wir sind ständig umgeben von unrealistischen Körperklischees und modischen Ernährungsformen. Mittlerweile geht der Wechsel der Modediäten so schnell, dass sie sich überschneiden, und wir kennen uns gar nicht mehr aus. Lieber Paleo oder vegan, vegetarisch oder frutarisch, fasten oder viel Eiweiß, low carb oder doch lieber high carb? Und immer sehen Sie glückliche Menschen, die es nun endlich geschafft haben, schlank – ach was sage ich – superschlank und toll geformt zu sein, fit, glücklich, beliebt und bewundert. Allerdings haben wir das schon in anderen Werbungen gesehen: Chips oder Bier, Sie brauchen nur die richtige Marke zu wählen und schon haben Sie Erfolg, Freunde, kurvenreiche Freundinnen, Freunde mit Six-Packs und ein spannendes Leben. Frauen lassen sich von dieser Art der Werbung anscheinend nicht so leicht locken. Wobei wir zugestehen, dass es sehr vom Land abhängt, was in der Werbung präsentiert wird. Während in Österreich eher Familie und Freunde im Vordergrund stehen, geht es in deutscher Werbung eher um Erfolg und Sieg, z.B. im Fußball. Wählen Sie den Sender mit Ihrer Lieblingswerbung also mit Bedacht!

Kurz gesagt, Werbung ist ein schlechter Berater, wenn es darum geht, Zufriedenheit und Glück zu finden.

Leider hört der Einfluss nicht bei Bier und Chips auf. Wir sehen ständig perfekte Körper, glatte Haut, weiße und gerade Zähne, erfolgreiche Menschen, denen alles gelingt. Und dann blicken wir auf unser Leben … Was empfinden Sie, wenn Sie auf Ihr Leben blicken – jetzt abgesehen vom Körperbau? Empfinden Sie Stolz auf das Erreichte? Scham für das, was Sie nicht erreicht haben? Minderwertigkeit, weil Sie nicht mithalten können mit den Schlanken und Schönen? Unsicherheit, weil Sie schon öfters Diäten gemacht haben und trotzdem nicht so schlank sind, wie Sie sich das vorstellen? Dankbarkeit, weil Ihnen wertvolle Dinge im Leben geschenkt wurden (uns ist es an der Stelle egal, ob Sie an materielle Werte oder nicht materielle Werte denken)? Unsicherheit, ob es Ihnen diesmal gelingen wird? Freude, weil Sie schon so viel erleben duften und es Ihnen eigentlich eh recht gut geht?

Schreiben Sie Ihre Gedanken nun stichwortartig auf, wie Sie jetzt – ohne lange zu überlegen – Ihr bisheriges Leben betrachten:

_____

_____

_____

_____

_____

_____

_____

_____

_____

_____

Das war ja schon sehr gut!

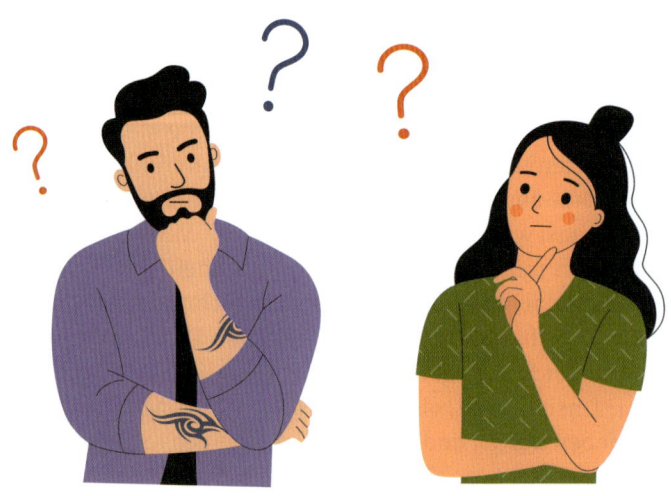

Wie fühlen Sie sich nun? Bestimmt haben Sie Punkte aufgeschrieben, auf die Sie stolz sein können, und andere, die Sie gerne ändern möchten. Beides ist wichtig, denn Ihre Stärken werden Ihnen helfen, und Ihre Schwächen wollen wir ein wenig austricksen. Man muss den Feind kennen, wenn man ihn erfolgreich bekämpfen will. Und man muss den Verbündeten gut kennen, wenn man sich auf ihn verlassen will!

Leider kennen die Werbefachleute unsere Schwächen sehr genau und wissen, wie man den Schweinehund wachhält, so dass er jede Gegenwehr im Keim erstickt. Jetzt, wo wir diesen Satz lesen, klingt er auch für uns ein wenig platt und nach dem allgemeinen „DIE wollen ja, dass wir dick und faul sind und ihre Produkte kaufen". Tatsächlich ist die Macht der Werbung ein sehr wichtiger Faktor geworden, ein mächtiger Gegenspieler, der in den Fachgremien sehr ernst genommen wird. Noch scheint kein Kraut gegen diese Übermacht gewachsen zu sein. Achten Sie darauf, für welche Lebensmittel besonders viel Werbung gemacht wird. Es handelt sich zumeist um relativ günstige Lebensmittel, die in großen Mengen verkauft werden. Ein lokaler Produzent hochwertiger Lebensmittel kann da nicht mithalten. Dabei sprechen wir noch gar nicht von der Effizienz der Werbeleute: Immer wenn ich mit einer Diät begonnen habe, haben sie die Schaltungen der Schokoladewerbung verdoppelt!

Andererseits ist es schwer, sich den Berichten von erfolgreichen Anwendern einer Diät oder eines Abnehmproduktes zu entziehen. Es klingt sehr sexy, wenn man hört: „Vollkommen mühelos und ohne zu hungern habe ich 10 kg in drei Wochen abgenommen, und ich halte mein Gewicht seither ohne Probleme. Seither läuft es im Bett auch wieder wie am Anfang unserer Beziehung ..." Und wie öde klingt die Empfehlung: „Essen Sie drei Portionen Gemüse oder Salat und zwei Portionen Obst täglich und Ihr Körper ist mit allem Notwendigen versorgt. Durch die verminderte Kalorienaufnahme verringert sich Ihr Körpergewicht." Na toll!

Möglicherweise wollen Sie jetzt von uns hören, was denn besser ist: eine Diät, bei der man rasch abnimmt und damit hochzufrieden ist, oder eine Ernährungsumstellung, bei der es langsam aber beständig geht? In welcher Ausprägung auch immer. Nun, es gibt Studien, die alles bestätigen. Und das liegt nicht daran, dass die Forscher gekauft wurden oder ihre Daten fälschen. Es liegt daran, dass die Menschen, die an Studien teilnehmen, eben unterschiedlich sind. Generell kann man sagen, dass Leute, die am Anfang einer Diät viel abnehmen, ein niedrigeres Zielgewicht erreichen und dieses Gewicht auch länger halten. Aber nach fünf Jahren sind sie alle wieder beim Startgewicht. Oder darüber. Und hier gilt es anzusetzen!

Woher wissen Sie also, was für Sie das Richtige ist? Wir schlagen vor, Sie nutzen dafür den besten Informationsservice, den Sie befragen können: Suchen Sie in sich selbst! Wir werden übrigens in diesem Buch öfter auf die Publikation *Search inside yourself* von Chade-Meng Tan zurückkommen, die sich genau mit diesem Thema befasst. Allerdings: Was für andere funktioniert, muss für Sie noch lange nicht funktionieren. Tut es ohnehin nur selten.

Wir werden uns übrigens immer wieder auf Studien beziehen, denn es gibt viele gesicherte Erkenntnisse zu unserem Thema. Aber das alles hilft nichts, wenn es Ihnen nicht hilft. Wie wir es drehen oder wenden: Ihr Gesundheitsfahrplan hat viele Kreuzungen, enge Gassen, Kreisverkehre, Einbahnstraßen und Sackgassen. Man könnte schon meinen, da braucht man eine Fahrschule, um die Regeln zu lernen und sich souverän im Gesundheitsverkehr zu bewegen! Na gut, diese Herausforderung nehmen wir an!

Sie betreten einen unübersehbaren Dschungel an Möglichkeiten, Verlockungen, wirren Wegsystemen etc., bis Sie genug Ortskenntnis haben, um sich souverän in Ihrem Lebensplan zu bewegen. Ein lieber Freund, Mag. Martin Seibt, Leiter von softskills.at, hat ein Kommunikationstraining für unsere Arbeitsgruppe abgehalten. Dazu sind wir extra von Göttingen nach Salzburg gefahren, um uns trainieren zu lassen. In einer Übung zitierte er den Satz: „Umwege erhöhen die Ortskenntnis." Wer nur den gewohnten Weg entlangfährt oder nur geradeaus fahren kann, wird niemals ein guter Fahrer! Dazu bedarf es des Mutes zum Irrtum!

Und der Mut zum Irrtum wird auch uns begleiten! Sie werden verschiedene Möglichkeiten denken, testen, korrigieren, erneut testen, bis Sie genug Ortskenntnis haben, um sich in jeder Situation souverän zu bewegen!

Nun gut, Ortskenntnis, aber von welchem Ort? Der Startpunkt ist einfach gewählt: jetzt und hier, so wie Sie sind und sich fühlen. Der Zielpunkt der Reise ist viel schwerer zu bestimmen. Vielleicht wollen Sie 10 kg abnehmen? Ein gutes Ziel! Nur: Wie oft haben Sie dieses Ziel bereits erreicht? Oder ein ähnliches Ziel? Schon öfter? Dürfen wir leichte Zweifel anmelden, dass dieses Ziel stark genug ist, so dass Sie Ihr Leben so ändern, dass Sie die 10 kg abnehmen und auch wirklich halten? Oder haben Sie sich vorher noch gar nicht richtig überlegt, wie Ihr Leben NACH der Diät aussehen muss, damit Sie das Gewicht halten?

Diäten sind nicht schlecht, denn sie tun das, was sie tun sollen: Man reduziert Gewicht. Meistens funktioniert das ganz gut. Ob das dauerhaft ist oder gesund, war ja nicht die Frage. Und dass man während einer Diät seine Willenskraft aufbraucht und nach dem Beenden der Diät eben keine Kraft mehr übrig ist, um den wirklich fordernden Teil durchzustehen, nämlich die Haltephase, danach hat ja keiner gefragt. Und so glauben viele, der Jo-Jo-Effekt sei eine Schwäche der Diät. Richtig ist, dass der Jo-Jo-Effekt ein Ausdruck schlechter Planung ist!

Wir möchten hier Thomas Jaklitsch zitieren, einen Motivationstrainer, der selbst 24-Stunden-Radrennen fährt und Christoph Strasser coacht, den mehrfachen Gewinner und Rekordhalter des „Race Across America" (das härteste Radrennen der Welt). Im Zuge der Betreuung eines Kampfsportlers hat er diesem geraten, nicht den Punkt anzuvisieren, den er mit seinem Schlag erreichen möchte, um den Gegner zu besiegen, sondern einen Punkt, der dahinter liegt! Im Kampf hat dies für den Sportler zum Erfolg geführt. Für uns heißt dies: Die 10 kg sind nicht das Ziel! Was kommt dahinter? Wir sollten die Energie nicht auf das unmittelbare Ziel lenken, sondern auf das, was dahinter kommt.

Was kommt dahinter? Was ist, wenn Sie die 10 kg abgenommen haben? Jetzt sind Sie 10 kg leichter, na und? Wenn Sie denken, wir machen uns über Sie lustig, dann können wir Ihnen das Gegenteil versichern! Wenn Sie denken, wir wollen Sie davon abhalten, die 10 kg abzunehmen, dann gilt nicht nur die Unschuldsvermutung, sondern auch das zuvor Gesagte! Wir wollen Sie dabei voll und ganz unterstützen! Aber wie können wir das tun, wenn Sie selbst nicht wissen, was so toll daran ist, Gewicht reduziert zu haben? Was sich an Ihrem Leben ändert, das Sie jede Mühsal vergessen macht? Was sich an Ihrem Leben ändert, so dass Sie weniger Kalorien zu sich nehmen und sich mehr bewegen? Bisher hat es nicht so gut geklappt, was wird jetzt anders sein? Denn wenn Sie das nicht mit sich selbst vor dem Abnehmen ausgemacht haben, dann hilft nur eines: die nächste Wunderdiät probieren und das nächste Wunderprodukt kaufen.

Wenn Sie aus diesem Kreislauf ausbrechen wollen, dann folgen Sie uns durch die nächsten Kapitel. Wir können Ihnen nicht genau sagen, was passieren wird. Wir können nur versprechen, es wird spannend und es wird Ihr Leben sehr positiv beeinflussen!

Atmen Sie um Ihr Leben!

Die Überschrift verblüfft Sie möglicherweise. Sie haben ja bisher schon geatmet. Vielleicht nicht so professionell wie andere, aber zum Überleben hat es immerhin gereicht.

Nun gibt es verschiedene Quellen, die darauf hinweisen, wie sehr der Atem auf unseren Geist und unseren Körper wirkt. Nicht nur, dass der Sauerstoff eine der wichtigsten Substanzen ist, die wir ständig aufnehmen müssen. Der Atem ist auch Ausdruck unserer Befindlichkeit. Ist der Atem langsam und tief, deutet das auf Entspannung und Selbstsicherheit hin. Ein flacher, schneller Atem hingegen ist ein untrügliches Zeichen für Stress, Unruhe, also Kurzatmigkeit. Nicht nur, dass die emotionale Lage sich auf den Atem auswirkt, es funktioniert auch andersherum! Bereits ein tiefer Atemzug wirkt sich auf den Körper und den Geist aus: Der Blutdruck sinkt, die Aktivität des Sympathikus, also des aktivierenden Teiles des selbständigen Nervensystems, sinkt, der Stress wird reduziert und der Herzschlag langsamer. Dazu reicht bereits, ein einziges Mal bewusst tief einzuatmen!

Chade-Meng Tan, der die Weiterbildungsakademie bei Google aufgebaut hat und sich als Glückscoach vorstellt, hat einem Kapitel in seinem Buch *Search inside your-self* den klingenden Titel „Atmen Sie, als hinge Ihr Leben davon ab" gegeben. Das sagt alles!

Der Atem kann aber noch eine Menge mehr! Wir wollen mit Ihnen, liebe Leserin und lieber Leser, in unseren Kursen oder mit diesem Buch einen neuen Lebensstil entwickeln, den Sie mühelos aufbauen werden und dauerhaft beibehalten, ohne weiter darüber nachzudenken. Ein ganz wichtiger Aspekt dabei ist der Umgang mit Stress. Wir werden später genauer auf den Stress und seinen Einfluss auf den Körper und das Gehirn – und damit auch auf die Gefühlswelt – eingehen. Auch wenn wir jetzt das Wissen über die Wirkung eines dauerhaften unterschwelligen Stresses noch nicht haben, wollen wir damit beginnen, mit dem Stress bewusst umzugehen und eine Stresstoleranz aufzubauen. Dadurch erreichen Sie eine bessere „Resilienz", also die Fähigkeit, nach Stress rasch zu regenerieren und wieder Ihre eigenen Vorstellungen im Leben umzusetzen und die Kontrolle über Ihr Schicksal zu übernehmen.

Zwei Minuten für Ihre Gesundheit

Das Mittel der Wahl ist kurz, knapp, knackig, überall und einfach durchzuführen: die Zwei-Minuten-Meditation. Bei dieser Übung geht es darum, alle Gedanken loszulassen und nur auf den Atem zu achten, wie er durch die Nase ein- und ausströmt. Sie kommen dadurch rasch in eine Entspannung und können den Stress und andere negative Gefühle sehr gut loslassen.

In der Aufnahme wechseln wir zum persönlicheren Du, da unsere Teilnehmer berichten, dass sie sich dadurch persönlicher angesprochen fühlen und dadurch besser entspannen können. Nachfolgend also der gesprochene Text in Du-Form:

- Entspannung mit der Zwei-Minuten-Atemübung
- Setze dich entspannt hin
- und schließe die Augen.
- Atme langsam und gleichmäßig ein und aus
- und folge mit deinen Gedanken dem Strom deines Atems,
- wie er durch die Nase ein- und wieder ausströmt.
- Lasse deine Gedanken kommen und wieder gehen
- und konzentriere dich auf den Atem.
- ---
- Und nun sind die zwei Minuten um.
- Komme wieder zurück
- und öffne deine Augen.

Probieren Sie das gleich aus!
Es kostet kein Geld und nur zwei Minuten Ihres Lebens!

Audio 1: Die Zwei-Minuten-Meditation

 https://www.wdsso.com/audio1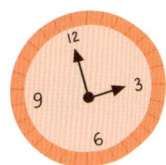

⦿ Unter dem obenstehenden Link finden Sie eine Datei „Zwei-Minuten-Meditation". Sie können wählen zwischen vier verschiedenen Hintergrundgeräuschen oder Sie wählen die Stille. Sie können die Datei auf Ihr Smartphone oder den Computer überspielen. Sie werden in die zwei Minuten geführt, und nach den zwei Minuten wieder aus der Meditation herausgeführt. Üben Sie mehrfach täglich!

Welche Wirkung hat diese Übung? Neben der Entspannung, die relativ rasch eintritt, können Sie diese Übung auch zum Einschlafen nutzen. Immer wieder berichten Teilnehmer, dass sie gut einschlafen können, wenn sie diese einfache Atemübung im Bett durchführen.

Haben Sie gewusst, dass sich das Gehirn von Menschen verändert, die regelmäßig meditieren? Besonders Hirnzentren, die für die Selbstkontrolle verantwortlich sind, vergrößern sich! Außerdem haben mehrere Untersuchungen gezeigt, dass sich Meditation auf Genaktivitäten auswirkt und Chromosomen vor negativen Veränderungen schützt!

Sie bekommen jetzt eine Aufgabe! Üben Sie täglich mindestens dreimal die Zwei-Minuten-Meditation! Auch wenn es am Anfang schwer sein sollte, an nichts zu denken, es wird immer einfacher. Dafür können Sie erwarten, dass Sie immer schneller eine immer tiefere Entspannung erleben werden. Das ist aber noch nicht alles! Wenn Sie lange genug üben, werden Sie noch weitere Effekte spüren! Welche? Das können wir Ihnen nicht sagen, denn das ist von Person zu Person sehr verschieden. Wir können Ihnen nur versprechen, dass es sich auszahlen wird!

Na gut, eine Wirkung, die häufig auftritt, ist ein wesentlich leichterer Umgang mit unangenehmen Situationen. Dies berichten viele Kursteilnehmer. Je länger und intensiver Sie üben, desto schneller und intensiver wird dieser Effekt sein!

Viel Spaß beim Üben!

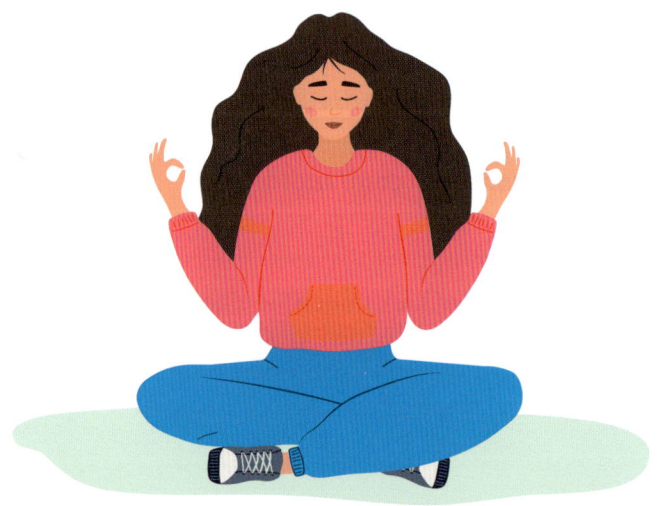

Die Vermessung des Körpers

Auf Seminaren und Vorträgen versuchen wir immer, ohne die Folterinstrumente der Körpervermessung auszukommen. Aber wir werden immer wieder danach gefragt. Also wollen wir sie den geneigten Leserinnen nicht vorenthalten. Diese Messwerte haben auch durchwegs ihren Sinn, weil sie das Bewusstsein dafür schärfen, in einem Risikobereich zu leben, den man besser verlassen sollte.

Für Abnehmwillige ist es meist der entscheidende Faktor, Gewicht zu reduzieren. Also stellt man sich täglich auf die Waage, um jedes „verlorene" Gramm zu feiern. Wie wir vor allem in späteren Kapiteln sehen werden, sind damit Frust und Enttäuschung schon vorprogrammiert, denn irgendetwas im menschlichen Körper findet die verlorenen Kilos immer wieder. Wahrscheinlich apportiert der Schweinehund mit größter Gewissenhaftigkeit. Oder war es bisher anders? Suchen wir also nach besseren Möglichkeiten, den Erfolg unserer Anstrengung zu messen.

Weitere Argumente für ein Abnehmprogramm sind die Verbesserung der Körperform, um Vertreter des eigenen oder des anderen Geschlechts zu beeindrucken (Bikinifigur), sich im eigenen Körper wohler zu fühlen und die Abwehr von Krankheit, die bei Übergewicht droht. Dabei ist nicht jede Methode, den Körper zu charakterisieren, im gleichen Masse geeignet, um Aussagen über Risiken zu treffen oder den Erfolg einer Diät oder Lebensstilumstellung zu bestimmen. Es könnte beispielsweise sein, dass eine Person, die mit ihrer Körperform und ihrem Gewicht unzufrieden ist, beschließt, vor allem die Muskeln zu stärken. Dabei baut sie Muskeln auf, der Körper wird straffer, Fett wird abgebaut und Muskelmasse aufgebaut. Nach zwei Monaten stellt sich die Person wieder auf die Waage und stellt fest, dass sie zugenommen hat! Muskeln wiegen eben mehr als Fett und sehen meist besser aus (das hängt vom Ort ab, wo der Speicher angelegt wird ...). In diesem Beispiel ist es offensichtlich, aber in vielen anderen Fällen kann es zu falschen Schlussfolgerungen führen, wenn nur das Gewicht gemessen wird.

Begeben wir uns also zunächst auf die Reise durch den Dschungel der Körpervermessung.

BMI (Body-Mass-Index)

Der BMI ist ein sehr dankbares Maß, da er sehr leicht zu bestimmen ist. Man teilt einfach das Gewicht in kg durch das Quadrat der Körpergröße in Metern.

$$BMI = \frac{kg}{m^2}$$

Beispiel: Ein Mann ist 1,76 m groß und wiegt 102 kg. Wenn man das in die Formel einsetzt:

$$BMI = \frac{102}{102/(1{,}76 \times 1{,}76)} \approx 33$$

Dieser Mann hat also einen BMI von 33. Was heißt das nun?

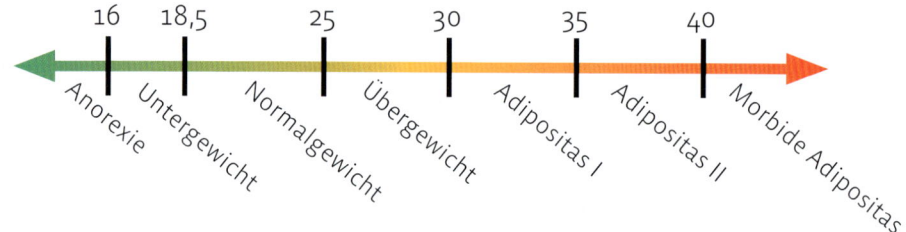

Der BMI gibt Auskunft, ob eine Person untergewichtig, normal- oder übergewichtig ist.

Der Mann hat ein kleines Bäuchlein und wirkt insgesamt „proper". Mit seinem BMI von 33 ist er aber laut Definition fettleibig. Wir sind höflich und sagen, er hat Adipositas Typ I. Seinen BMI teilt er sich mit einem berühmten Österreicher, und zwar Arnold Schwarzenegger! Arni hatte als „Mister Universe" im Jahre 1967 ebenfalls einen BMI von 33! Nur bestand der Körper des Athleten zu der Zeit vor allem aus Muskeln und wenig Fett, während unser guter Mann wesentlich mehr Fett und dafür weniger Muskelmasse hat. Hier sieht man schon die Beschränkung des BMI: Um größere Populationen miteinander zu vergleichen, ist er ein gutes und praktisches Maß. Für eine einzelne Person aber ist die Aussagekraft eher beschränkt.

> **Anmerkung:** Für die meisten Menschen sagt der BMI sehr gut voraus, ob sie normalgewichtig oder übergewichtig sind. Wir empfehlen dennoch, auf alle Fälle auch andere Methoden der Körpermessung anzuwenden!

Bauchumfang – die verschiedenen Fettsorten

Der BMI unterscheidet nicht zwischen Fett, Muskel oder Wasser. Schon gar nicht wird berücksichtigt, wie sich das Fett im Körper verteilt. Das ist aber von entscheidender Bedeutung! An manchen Stellen nehmen wir prominente Fettpölsterchen wohlwollend wahr, an anderer Stelle stören bereits kleine Erhebungen. Der Stoffwechsel hat ebenfalls seine Präferenzen. Wir finden im Körper des Menschen verschiedene Fetttypen, die ihre spezifische Heimatadresse haben und sich unterschiedlich verhalten. Auf Grund der Fettverteilung unterscheiden wir zwei Körpertypen:

Apfeltyp und Birnentyp

Der **Apfeltyp** konzentriert sein Körperfett in der Körpermitte. Im Extremfall hat die Person dünne Ärmchen und Beinchen und trägt eine Wohlstandskugel vor sich her. Dahinter verbirgt sich eine Ansammlung von Fett, das im Bauchraum zwischen den Organen liegt. Nach dem lateinischen Wort für Organe = viscera wird dieses Fett auch als **Viszeralfett** bezeichnet. Auf der einen Seite hat das Viszeralfett eine wichtige Funktion, nämlich den mechanischen Schutz der Organe. Auf der anderen Seite gibt es aber auch Hormone ab, die die Insulinwirkung stören. Ist ein Übermaß an Viszeralfett vorhanden, dann kann es die Funktion des Insulins empfindlich stören. Auf lange Sicht kann dies wesentlich zur Entstehung eines Typ-2-Diabetes beitragen. Die Entstehung des Viszeralfetts wird begünstigt durch einen inaktiven Lebensstil, schnelle Kohlenhydrate und Stress.

Der **Birnentyp** lagert wenig Viszeralfett ab. Das Fett findet sich in tieferen Regionen wieder, wie z.B. den „Reiterhosen". Es handelt sich um Unterhautfett oder **subkutanes Fett**. Diese Körperform ist typischerweise bei Frauen anzutreffen. Das Fettgewebe speichert sehr gut für schlechte Tage, hat aber kaum Einfluss auf den Stoffwechsel. Der Birnentyp hat ein deutlich geringeres Risiko, Stoffwechselerkrankungen zu entwickeln, wie der Apfeltyp. Nach dem Wechsel neigen Frauen allerdings zum Apfeltyp. Auch wenn es vielen unangenehm ist, so ist es zumindest gut zu wissen, dass es ganz natürlich ist.

Eine dritte Art des Fetts ist das **braune Fett**. Es befindet sich im Schulter-/Nackenbereich und ist beim Menschen nur rudimentär vorhanden. Es speichert zwar auch etwas Fett, verbrennt aber vor allem Energie und erzeugt Wärme. Die dunkle Farbe kommt von der hohen Menge an Mitochondrien, die in braunen Fettzellen vorhanden sind. Natürlich wird versucht, dieses Fett mit Medikamenten zu größerer Aktivität anzuregen und so mehr Energie zu verbrennen, was beim Abnehmen helfen soll. Allerdings führt die dadurch verursachte ganz leicht erhöhte Körpertemperatur zu verstärktem Schwitzen, was von den meisten Menschen als unangenehm empfunden wird.

Und dann gibt es noch das **beige Fett**. Beige Fettzellen entstehen aus weißen Fettzellen und beinhalten ebenfalls viele Mitochondrien. Beige Fettzellen liegen verstreut im weißen Fett. Auch beige Fettzellen sind als mögliches Ziel für medikamentöse Behandlungen interessant.

Messen des Bauchumfanges

Bei Männern reicht es, den Bauchumfang an der „dicksten" Stelle unter dem Nabel zu messen, am besten in einer Atemmittelstellung (nicht ganz ausgeatmet und nicht ganz eingeatmet). Alternativ kann man einatmen, messen, ausatmen, messen, dann den Bauch entspannen und messen. Wie die nachfolgende Abbildung zeigt, haben Männer mit einem Bauchumfang unter 94 cm kein nennenswertes Risiko, auf Grund ihrer Körperzusammensetzung eine Stoffwechselerkrankung wie Typ-2-Diabetes oder eine Erkrankung der Herzkranzgefäße zu entwickeln oder einen Schlaganfall zu erleiden.

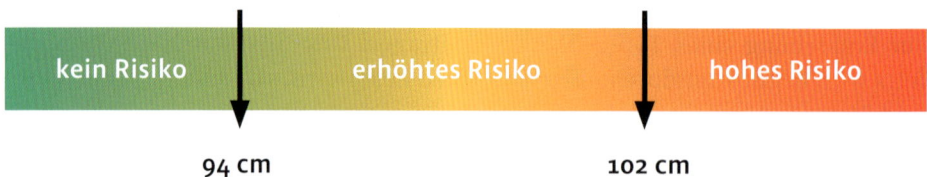

Das Risiko, Stoffwechselerkrankungen zu entwickeln, ist bei einem Bauchumfang unter 94 cm bei Männern vernachlässigbar. Zwischen einem Bauchumfang von 94 cm und 102 cm besteht ein erhöhtes Risiko und bei 102 cm Bauchumfang beginnt der Bereich eines hohen gesundheitlichen Risikos.

Waist-To-Hip Ratio (WHR)

Frauen messen den Taillen- und den Hüftumfang. Sie können ihr Risiko nach folgender Formel berechnen:

$$WHR = \frac{Taillenumfang}{Hüftumfang}$$

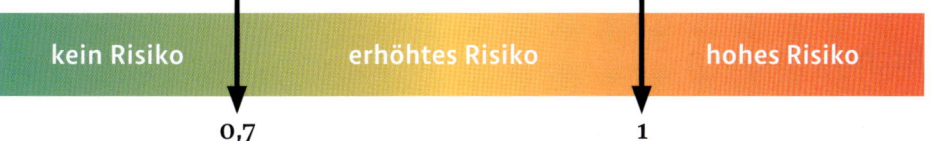

kein Risiko	erhöhtes Risiko	hohes Risiko

0,7   1

Ein WHR unter 0,7 deutet auf eine günstige Fettverteilung hin. Zwischen 0,7 und 1 liegt der Bereich eines erhöhten Risikos und über 1 ist das Risiko, eine Stoffwechselerkrankung zu entwickeln, sehr hoch.

Der Bauchumfang bzw. der WHR sagt also schon sehr viel aus über die Verteilung des Fetts im Körper und gibt ein sehr gutes Risikomaß an, eine Stoffwechselerkrankung zu entwickeln. Dabei ist es unerheblich, ob das optimale Verhältnis von 0,7 bei einer dünnen oder etwas festeren Frau gemessen wird. Und noch etwas Gutes hat dieses Verhältnis: Weltweit bevorzugen Männer die Frauen, die einen WHR von 0,7 haben! Auch hier ist es egal, ob schlank oder ein wenig rundlicher!

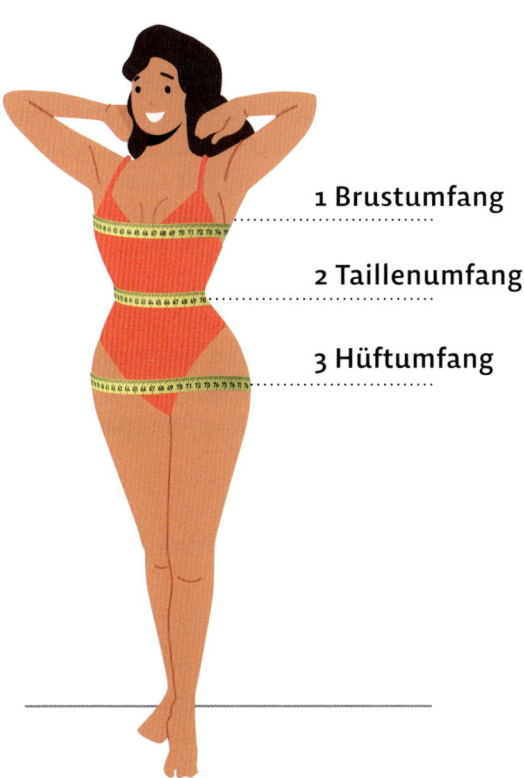

1 Brustumfang

2 Taillenumfang

3 Hüftumfang

Richtig messen

Wer den eigenen WHR ausrechnen möchte, muss die schmalste Stelle der Taille im Stehen messen. Wichtig ist dabei, dass das Maßband gerade verläuft und die Atmung normal ist, also nicht zu ruhig oder zu hastig. Der Hüftumfang wird im Idealfall wahrheitsgetreu an der breitesten Stelle des Gesäßes gemessen. Anschließend wird der Taillenumfang durch den Hüftumfang geteilt. Bei der Feststellung der korrekten Maße ist es ratsam, direkt auf der Haut zu messen. Dies kann entweder mit einem sehr flexiblen Maßband geschehen oder auch mit einer Schnur, deren um den Körper gewickelte Länge im Anschluss an das Messen mit einem Meterstab bestimmt werden kann.

Körperfettmessung

Die beste leistbare Methode, die Verteilung an Körperfett zu messen, ist die Fettmessung mittels Bioimpedanz. Es werden sehr einfache Waagen angeboten, die entweder nur über die Füße oder die Hände durch unmerkliche elektrische Ströme Messungen vornehmen. Von diesen Zwei-Punkt-Messgeräten muss abgeraten werden. Sie können das Bauchfett nicht verlässlich bestimmen. Als Mindestanforderung sollte man eine Vier-Punkt-Messwaage verwenden, die an den Füßen und den Händen misst. Die Ergebnisse sind mit einer gewissen Vorsicht zu genießen, da die gemessenen Ströme nur ungenau mittels Algorithmen in Körper(fett)-werte umgerechnet werden können. Dennoch kann man sehr gut Näherungen mit diesen Waagen erreichen, die für normale Menschen völlig ausreichen. Die Werte und deren Bedeutung sind der Beschreibung des verwendeten Gerätes zu entnehmen. In der Tabelle auf Seite 33 sind die wichtigsten Messwerte, Berechnungen und deren Interpretation zusammengefasst. (Sie können diese Tabelle unter dem nachfolgend angegebenen Link herunterladen und ausdrucken.)

 https://www.wdsso.com/downloads

Dies kann gut als Grundlage für die Analyse vor einer Abnehmphase oder Ernährungsumstellung dienen. In regelmäßigen Abständen können die wichtigsten Messwerte erneut erhoben werden, um den Erfolg zu überprüfen und gegebenenfalls Änderungen am Programm mit der betreuenden Person zu besprechen. Das regelmäßige Messen und Notieren wirkt im Allgemeinen motivierend. Ganz besonders dann, wenn das Gewicht während einer längeren Zeit „steht" und dafür aber der Bauchumfang abnimmt oder das Viszeralfett weniger wird! Um den eigenen Erfolg im Laufe der Zeit sichtbar zu machen, kann das Blatt verwendet werden. Am besten verwendet man dies über eine sehr lange Zeit, nicht nur während einer Abnehmphase! So hat man eine gute Kontrolle und kann sich selbst über längere Zeit beobachten. Das ist ein wichtiger Faktor für den Langzeiterfolg!

Eine günstige Körperkomposition liegt vor, wenn wenig Viszeralfett vorhanden und der gesamte Körperfettanteil verglichen zur Muskelmasse niedrig ist. Ohne exakte Zahlen zu nennen, liegt hier ein gewisser Trost: Wenn das Abnehmen aus irgendwelchen Gründen nicht und nicht gelingen mag, dann kann man sich zunächst darauf konzentrieren, Muskelmasse aufzubauen. Wenn man sich regelmäßig bewegt und Krafttraining absolviert, tut man viel für seine Gesundheit.

Anmerkung: Im Handel werden Körperfettmesswaagen angeboten, die nur an den Füßen messen. Da sie pro Fuß zwei Elektroden haben, werden sie als Vier-Punkt-Messwaagen verkauft. Das Messergebnis entspricht aber einer Zwei-Punkt-Waage und genügt unseren Ansprüchen nicht!

Blutdruck

Der Blutdruck und der Puls sind zwei wichtige Parameter, die indirekt mit der Körperzusammensetzung verbunden sind. Zum einen neigen Menschen mit Übergewicht zu höherem Blutdruck, zum anderen spielen Genetik, Stress, Ernährung, Rauchen, Cholesterin, Bewegung und sogar die Darmflora eine Rolle. Hoher Blutdruck und schneller Puls können auf Dauer zu einer Belastung des Herzens und der Blutgefäße führen und Arteriosklerose, Schlaganfall und andere Erkrankungen fördern. Wie der Mediziner und Kabarettist Bernhard Ludwig sagt, sollte daher in jedem Haushalt, in dem ein Fernseher steht, auch ein Blutdruckmessgerät vorhanden sein. Besonders, wenn sich die Bewohner einen großkalibrigen Flachbildfernseher leisten können, was meist erst ab 40+ möglich ist.

Eine sehr gute Übersicht über das richtige Messen, die Häufigkeit der Messungen und die Interpretation der erhaltenen Werte findet man auf www.hochdruckliga.at. Sie finden hier unter anderem sehenswerte und informative Videos zum Thema. Die Informationen zum richtigen Messen und zur Bedeutung von Bluthochdruck stehen im Menüpunkt „Laien". Dort findet man neben einem Risikorechner weitere spannende Informationen.

Systolischer und diastolischer Blutdruck

Wenn das Herz sich schnell zusammenzieht (Systole), wird das Blut von der rechten Herzkammer in die Aorta gedrückt. Die Aorta dehnt sich aus und nimmt das Blut auf. Da sich die Aorta – im Vergleich zum Herzschlag sehr langsam – wieder zusammenzieht, wird das Blut regelmäßiger weitergepumpt. So werden extreme Druckspitzen vermieden, die die nachfolgenden Gefäße schädigen könnten. Der Druck in den Arterien, der dem Herzschlag folgt, wird systolischer Blutdruck genannt und stellt den höheren der beiden Messwerte dar. Wenn das Herz sich wieder ausdehnt (Diastole), sinkt der Blutdruck in den Arterien ab. Der nun gemessene diastolische Blutdruck gibt den Gesamtdruck im Gefäßsystem wieder.

Man kann sich das vorstellen wie bei einem Gartenschlauch, in den auf der einen Seite Wasser gepumpt wird und der auf der anderen Seite Wasser aus einer engen Düse auslässt. Es baut sich ein gewisser Druck auf, der umso höher ist, je mehr Wasser in den Schlauch gepumpt wird. Ein aufgewecktes Kind, wir nennen es Markus, macht nun ein Experiment: Markus dreht den Wasserhahn mehrfach auf und zu und schätzt den Druck im Schlauch, indem er den Schlauch fest in der Hand hält und zudrückt. Ist der Druck im Schlauch groß, dann spürt er viel Widerstand, ist der Druck im Schlauch gering, dann ist auch der Widerstand geringer. Wenn Markus den Wasserhahn aufdreht, erhöht sich sofort der Druck im Schlauch und wird sofort „gemessen". Dreht Markus den Wasserhahn zu, dann fließt langsam Wasser ab und der Druck im Schlauch sinkt. Unmittelbar bevor der Wasserhahn wieder geöffnet wird, ist der Druck im Schlauch am geringsten und auch der Widerstand, den Markus ertastet, am geringsten. Markus hat die Diastole und die Systole in seinem System gemessen.

In einem weiteren Experiment nimmt er ein Stück von einem sehr dehnbaren elastischen Schlauch und gibt ihn zwischen Wasserhahn und Gartenschlauch. Dreht Markus das Wasser auf, dann dehnt sich der elastische Schlauch und nimmt das Wasser zum Großteil auf. Nur eine abgemilderte Druckwelle erreicht den Gartenschlauch; dafür fließt nun länger Wasser aus dem dehnbaren Schlauch in den Gartenschlauch. Die Aorta arbeitet gut!

Nun fragt sich Markus, was passiert, wenn er statt des dehnbaren Schlauches ein Stück Stahlrohr verwendet. Er probiert es gleich aus und stellt fest, dass die

Druckwelle unvermindert durch das Stahlrohr an den Gartenschlauch weitergegeben wird. Ist die Aorta verhärtet, dann kann sie die Druckwelle aus dem Herz nicht mehr ausreichend abfangen und das Blut wird mit hohem Druck in die Arterien gepumpt. Dort kann die ständige Belastung durch die Druckwellen zu Schäden führen.

Somit ist es wichtig, egal in welcher Gewichtsklasse man an den Start geht, den Blutdruck öfters zu kontrollieren.

Wer falsch misst, misst Mist!

Somit: Gerätebeschreibung gut lesen und noch besser mit dem Arzt sprechen und Messfehler vermeiden! Der Arzt weiß übrigens vom Weißkittelphänomen: Der Blutdruck ist immer ein wenig höher, wenn er vom Arzt gemessen wird.

Bedeutung der Messwerte

Man sollte täglich mehrmals messen oder über einen längeren Zeitraum immer zur selben Zeit, um 30 Werte zu bekommen.
- Normaler Blutdruck = mindestens ¾ aller Werte (mindestens 23 von 30 Werten) gleich oder tiefer als 135/85 mmHg.
- Leicht hyperton = 7 Werte gleich oder höher als 135/85 mmHg.
- Hyperton = ab 23 Werte gleich oder höher als 135/85 mmHg.

Ruhepuls

Der Puls drückt aus, wie oft das Herz pro Minute schlägt. Am besten wird der Ruhepuls morgens gemessen oder nach fünf Minuten im Sitzen. Man kann den Ruhepuls am Handgelenk, der Halsschlagader oder direkt mit der Hand über dem Herz messen. Dabei muss man nicht eine ganze Minute messen; eine 20-Sekunden-Messung reicht. Der gemessene Wert wird mit 3 multipliziert, so erhält man die Pulsschläge pro Minute.

Für einen Erwachsenen ist ein Puls von ca. 70 Schlägen/Minute normal, bei Senioren sind es 90 Schläge/Minute. Bei trainierten Sportlern sind Werte zwischen 32 und 45 Schlägen/Minute normal.

Der Puls kann viele verschiedene Qualitäten haben, z.B. schnell, pochend, weich, regelmäßig, unrhythmisch etc. Ein zu schneller Puls kann auf Dauer das Herz-Kreislauf-System belasten und sollte daher auch gemessen und beachtet werden. Wenn die Pulsfrequenz in Folge eines regelmäßigen Trainings abnimmt, dann ist das ein Erfolg, selbst wenn es noch nicht gelungen sein sollte, mehrere Kilo abzunehmen! Andererseits kann der Ruhepuls sich verlangsamen, wenn man Gewicht abnimmt, aber nicht trainiert.

Grundumsatz

Unter dem Grundumsatz versteht man die Energiemenge, die der Körper täglich ohne körperliche Aktivität „verbrennt". Je höher der Grundumsatz ist, desto mehr Energie wird dauerhaft verbrannt.

Um selbst den Grundumsatz zu berechnen, können folgende Formeln verwendet werden:

Für Frauen
Grundumsatz = (10 x Gewicht in kg) + (6,25 x Größe in cm) – (5 x Alter in Jahren) – 161

Für Männer
Grundumsatz = (10 x Gewicht in kg) + (6,25 x Größe in cm) – (5 x Alter in Jahren) + 5

Die Bedeutung des Muskels

Muskelmasse verbraucht ca. 30 kcal mehr pro Tag als Fettgewebe. Um einen Muskel aufzubauen, sollte ausreichend Protein in entsprechender Zusammensetzung zugeführt werden und es führt kein Weg am Krafttraining vorbei.

Körperliche Leistungsfähigkeit

Es ist nicht ganz auszuschließen, dass der eine oder die andere das Ziel verfolgt, die körperliche Leistungsfähigkeit zu verbessern. Abnehmen ist eine gute Idee, aber man kann auch seinen Körper mit Bewegung verwöhnen, bevor man abgenommen hat. Um es anders zu formulieren: Bevor man Frust schiebt, weil die Kilos nicht fröhlich purzeln, kann man seine Gesundheit durch Bewegung pflegen. Vielleicht ist es auch in manchen Phasen der größte Erfolg, wenn die Leistungsparameter sich verbessern, obwohl Körperumfang oder Gewicht sich nicht ändern.

Ein gutes und weit verbreitetes Maß für körperliche Leistungsfähigkeit ist der UKK-2-km-Gehtest.

UKK-2-km-Gehtest

Der Urho-Kaleka-Kekkonen-Gehtest ist denkbar einfach durchzuführen: Man sucht sich eine Strecke, die eben und exakt 2 km lang ist. Dazu kann man eine App für das Smartphone verwenden, wie z.B. „Runtastic". Man sollte sich vor dem Test ein wenig aufwärmen und dehnen, und dann geht man die Strecke möglichst schnell. Am Ende der 2 km misst man die Zeit, die man benötigt hat, und den Puls. Daraus lässt sich ein Index errechnen, der über die Fitness Auskunft gibt:

Um Ihnen das Rechnen zu erleichtern, haben wir für Sie ein Excel-Datenblatt vorbereitet, in das Sie die gemessenen Parameter einfach eintragen können und als Ergebnis den Indexwert erhalten. Das Datenblatt können Sie unter der hier angegebenen Adresse abrufen:

 https://www.wdsso.com/downloads

Der berechnete Index gibt die Fitnesswerte gleichermaßen für Männer und für Frauen an:

Bewertung des Testes	UKK-Fitness-Index
Stark unterdurchschnittlich	< 70
Leicht unterdurchschnittlich	70–89
Durchschnittlich	90–110
Leicht überdurchschnittlich	111–130
Stark überdurchschnittlich	> 130

Auswertung des UKK-Index

Es empfiehlt sich, den Test alle paar Monate durchzuführen, um Verbesserungen der Leistungsbereitschaft festzustellen!

Es gibt eine Reihe anderer Tests, die ebenfalls eingesetzt werden können. Dieser hier wird sehr gerne sogar im professionellen Bereich eingesetzt, er ist leicht durchführbar und aussagekräftig.

Abnehmleistung

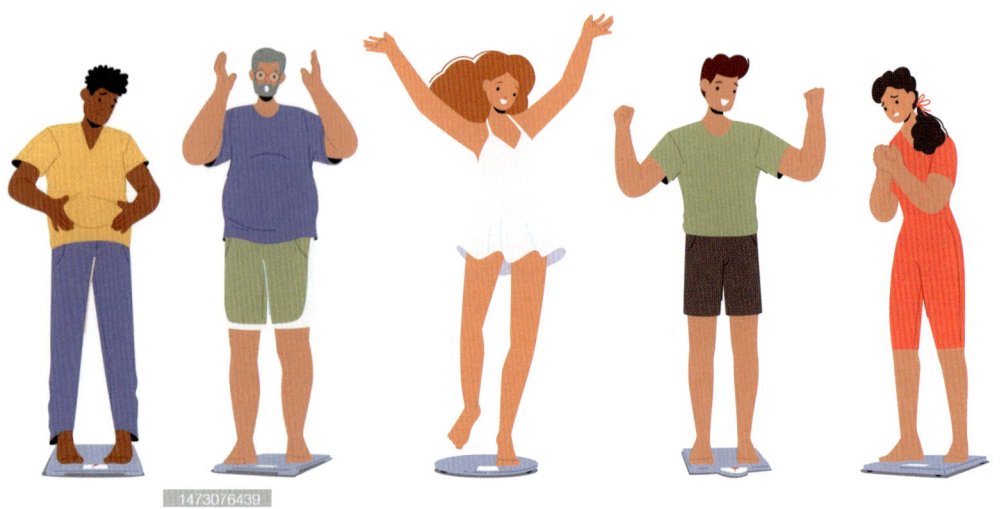

Um 1 kg Fett abzubauen, muss man ca. 7.000 kcal einsparen.
Das klingt viel, ist es auch.

Wer mit Sport abnehmen möchte, ohne seine Ernährung zu optimieren, muss sich auf eine gewisse Herausforderung einstellen. Um eine Idee zu bekommen, was möglich ist: Eine Frau mit 45 Jahren, 1,75 cm groß, 70 kg schwer, läuft 5 km in 35 Minuten. Sie verbraucht dabei insgesamt ca. 340 kcal (301 kcal durch den Sport, der restliche Verbrauch kommt vom Grundumsatz). Im Vergleich dazu: Das entspricht dem Energiegehalt von 340 g Bananen, 90 g Reis oder Teigwaren oder 64 g Vollmilchschokolade. Ein Mann von 45 Jahren, 1,75 cm groß, 85 kg schwer, verbraucht 412 kcal (370 kcal durch den Sport). Wer seinen eigenen Kalorienverbrauch berechnen möchte, sei auf entsprechende Webseiten und Apps verwiesen, mit dem notwendigen Hinweis, dass nur sehr wenige der heute verfügbaren Anwendungen zertifiziert und damit in hohem Masse vertrauenswürdig sind. Jedenfalls zeigt sich, dass man schon ordentlich zu tun hat, um 7.000 kcal zusätzlich zu verbrennen, und dabei nicht mehr Kalorien durch Getränke („das Bier habe ich mir jetzt verdient ...") oder Leckerlis aufzunehmen. Daraus ergibt sich, dass für die meisten Menschen eine Kombination aus optimierter Ernährung, erhöhtem Verbrauch durch körperliche Aktivität und verbesserter Willenskraft durch Entspannung und mentaler Stärke der aussichtsreichste Weg ist, um das Wunschgewicht zu erreichen und glücklich in diesem zu bleiben.

Datum:													
Größe (cm)													
Brustumfang													
Bauchumfang													
Hüftumfang													
Bauch/Hüfte (WHR)													
Bauch/Größe (WtHR)													
Oberarm													
Oberschenkel													
Gewicht (kg)													
BMI													
Fettanteil													
Viszeralfett													
Wasseranteil													
Muskelanteil													
Fett/Muskel													
Gefühlter Stress (1–10)													
Puls													
Blutdruck systolisch													
Blutdruck diastolisch													
UKK-Index													

Mein Erfolgsweg zu meinem Wunschkörper (Link siehe S. 26)

Die erweiterte Meditation

Wie ist es Ihnen beim Üben der Zwei-Minuten-Meditation ergangen? Sie haben doch fleißig geübt, oder?

Schlafmangel

Manche Menschen werden spontan müde, wenn die Entspannung eintritt, und fangen an zu gähnen. Wenn es Ihnen so geht, dann nehmen Sie bitte dieses Zeichen Ihres Körpers ernst! Er schreit nach Erholung und mehr Schlaf! Schlafmangel ist ein Elend unserer Zeit geworden und er ist der Keim von gesundheitlichen Problemen. Nicht zuletzt essen Menschen, die einen Schlafmangel haben, mehr als wären sie ausgeschlafen! Der Grund dafür liegt unter anderem in der verstärkten Ausschüttung eines Hormones aus dem Magen. Das Ghrelin aktiviert Nervenzellen im Gehirn, worauf ein Hungergefühl eintritt. Je länger die letzte Mahlzeit her ist, desto mehr Ghrelin gibt der Magen ab. Müdigkeit fördert die Ghrelin-Ausschüttung. Außerdem schwächt die Müdigkeit die Selbstdisziplin. Um den gefühlten Energiemangel auszugleichen, werden mehr Kalorien aufgenommen.

Es gibt viele Argumente dafür, für guten und erholsamen Schlaf zu sorgen! Denn Schlafmangel führt zu einer Reihe von körperlichen und mentalen Problemen. So verringern sich die Konzentrations- und Lernfähigkeit, es passieren mehr Fehler, das Risikoverhalten verändert sich, negative Reize werden bevorzugt verarbeitet. Am Deutschen Zentrum für Luft- und Raumfahrt wurde beobachtet, dass Menschen, die vier Nächte lang jeweils nur fünf Stunden geschlafen hatten, eine Reaktionsfähigkeit aufwiesen wie mit 0,6 Promille Alkohol im Blut! Die Probanden empfanden sich dabei als geistig fitter und wacher, als sie es tatsächlich waren. Während des Schlafes werden Reinigungsmechanismen im Gehirn aktiviert, die z.B. Plaques entfernen können, die mit Alzheimer im Zusammenhang stehen.

Es ist übrigens sehr interessant zu beobachten, was passiert, wenn man etwas nicht denken soll. Sie wissen es? Genau, man denkt erst recht daran! Denken Sie jetzt nicht an einen weißen Bären! Nein, nicht! Nicht daran denken, ich bitte Sie!

O.k., zu spät.

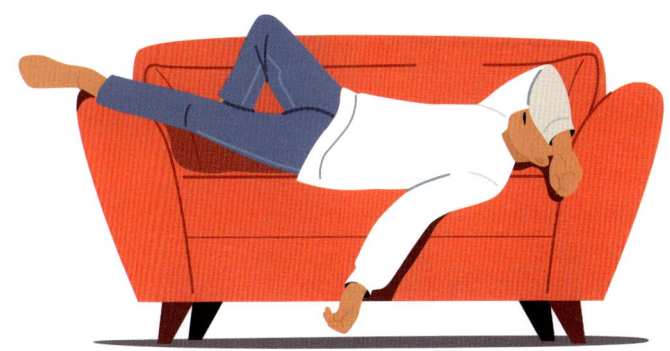

Wir hätten auch sagen können, denken Sie nicht an Ihre Lieblingsschokolade. Aber nicht jeder mag Schokolade. Weiße Bären scheinen viel beliebter zu sein. Zum daran Denken, nicht zum Essen!

Hinter diesem Phänomen steckt das Prinzip der „ironischen Prozesse". Um sich etwas NICHT vorzustellen, muss das Gehirn erst einmal die Situation denken, um sie dann zu verneinen. Ironischerweise funktioniert die Verneinung dann nicht mehr, das Gehirn ist schon müde vom vielen Denken. Ein gutes Beispiel dafür ist die Situation, dass ein Redner auf die Bühne gerufen wird, um seine Rede zu halten. Es ist alles perfekt vorbereitet, der Anzug sitzt, die Frisur liegt gut, motiviert geht er los. Da er sich nicht blamieren will, denkt er noch: „Ich darf auf dem Treppchen zur Bühne nicht stürzen." Nun denkt sich das Gehirn zuerst, wie es ist, wenn er stürzt, und versucht dann die Situation zu verneinen. Ein kompliziertes Unterfangen und der beste Weg, dann eben doch zu stürzen!
Wie können wir uns das alles zunutze machen?

Die 2-2-2-Meditation

Studien haben ergeben, dass man umso öfter an eine Sache denkt, je weniger man an sie denken soll. Hat man aber gerade intensiv daran gedacht, dann fällt es viel leichter, den Gedanken wegzulassen. Wir zeigen Ihnen nun eine interessante Variante der Zwei-Minuten-Meditation, nämlich die 2-2-2-Meditation.

Bei dieser Übung geht es darum, sich zwei Minuten lang nur auf den Atem zu konzentrieren, alle Gedanken loszulassen und nur zu atmen. Dann zwei Minuten lang alle Gedanken zu denken, die Ihnen in den Sinn kommen. Und nun wieder zwei Minuten lang an nichts denken und sich nur auf den Atem zu konzentrieren.

Auch dieses Mal wechseln wir in der Aufnahme zum persönlicheren Du.

Nachfolgend nun der Text, wie er bei der 2-2-2-Meditation gesprochen wird:

· Erweiterte Zwei-Minuten-Atemübung
· Setze dich in deinen Sessel
· und schließe die Augen.
· Atme langsam und gleichmäßig ein und aus
· und folge in Gedanken dem Strom deines Atems.
· Wenn deine Gedanken abschweifen,
· hole sie wieder auf den Atem zurück.
· Konzentriere dich zwei Minuten lang nur auf das Ein- und Ausatmen.
· ---
· Und nun denke zwei Minuten lang
· alle Gedanken, die dir in den Sinn kommen.
· Denke so viel, wie du nur kannst.
· Zwei Minuten lang.
· ---
· Und nun konzentriere dich wieder auf den Atem.
· Denke zwei Minuten lang nur an das Ein- und Ausatmen.
· ---
· Und nun sind auch diese zwei Minuten um.
· Und wir beenden unsere Übung.

Audio 2: Die 2-2-2-Meditation

◉ Unter der nachfolgend angegebenen Adresse finden Sie die Datei „2-2-2-Meditation". Sie können wählen zwischen vier verschiedenen Hintergrundgeräuschen oder Sie wählen die Stille. Sie können die Datei auf Ihr Smartphone oder den Computer überspielen. Sie werden in die zwei Minuten geführt und nach den zweiten zwei Minuten wieder aus der Meditation herausgeführt. Üben Sie mehrfach täglich!

 https://www.wdsso.com/audio2

Welche Erfahrungen machen Sie? Ist es leichter, nicht denken zu dürfen oder denken zu müssen?

Zucker und Kohlenhydrate

Während Sie fleißig üben, können wir uns mit ein paar Grundlagen beschäftigen. Auch das wird immer wieder eingefordert. Außerdem gibt es viel Aberglauben zum Thema Kohlenhydrate, Stärke und Zucker.

Nach heutigem Stand ist die (un)gezügelte Aufnahme von Zucker und zuckerhaltigen Getränken einer der wichtigsten Faktoren, um zuzunehmen, Gewicht zu halten oder abzunehmen. In immer mehr Staaten wird eine Zuckersteuer erhoben (statt einer weit weniger wirksamen Fettsteuer), um den Zuckerverbrauch zu reduzieren. Erste Ergebnisse sind durchaus ermutigend, dass eine Reduktion des Zuckers tatsächlich eine günstige Wirkung hat.

Jedoch ist Zucker nicht gleich Zucker und wir müssen Unterscheidungen treffen. Daher müssen wir Sie, geneigte Leserin und geneigter Leser, mit ein wenig chemischem Wissen vertraut machen. Wir haben uns auf das Allernötigste beschränkt und sind davon überzeugt, dass Sie mit diesem Wissen in Zukunft bereits beim Einkauf viel Schwindel und viele Irrtümer entlarven können, die täglich auf uns einprasseln.

Glukose – der Wichtigste aller Zucker

Es gibt eine ganze Reihe natürlicher Einfachzucker (Monosacharide), die zu einer Riesenmenge an Zweifach- oder Mehrfachzuckern kombiniert werden können. Glukose, ein Einfachzucker, stellt die Grundlage des gesamten Lebens auf der Erde dar, denn bei der Photosynthese der Pflanzen entsteht immer Glukose (Glu). Um Glukose speichern zu können, bauen Pflanzen Stärkemoleküle auf, indem sie viele Glukosemoleküle chemisch miteinander verbinden. Der Mensch hat Enzyme, um aus den Stärkekörnern die süß schmeckenden Glukosemoleküle wieder freizusetzen. Sie können das ganz leicht testen, indem Sie ein Stück Brot (am besten eignet sich Weißbrot) so lange kauen, bis es süßlich zu schmecken beginnt. Dazu noch ein Tipp: Bewahren Sie gleich die Gewohnheit bei, jeden Bissen sehr oft zu kauen, es wird Ihnen guttun! In der Radiosendung „Ich, gesund!" in der radiofabrik.at, die ich mit Katharina Muhr initiiert habe und jetzt mit dem Neurologen Dr. Klaus Kieslinger bestreite, hatten wir den Psychologen Prof. Jens Blechert vom „Eating Behavior Laboratory" zu Gast. Er berichtete, dass die Tendenz zu neunzigmal kauen geht! Neunzigmal! Das erfordert neben Geduld auch eine gute

Beherrschung des Kauapparates (Sie können die Sendung hier nachhören: https://cba.fro.at/392361) und hat darüber hinaus noch viele weitere positive Wirkungen. Im Speichel befindet sich das Enzym α-Amylase, das die Stärke abbaut und einzelne Glukosemoleküle freisetzt. Das verursacht den süßen Geschmack. Übrigens haben wir im Laufe der letzten Jahrtausende die Anzahl an α-Amylase-Genen von zwei Kopien, wie bei den Schimpansen, auf bis zu sieben Kopien erhöht! Wir können also Stärke wesentlich besser verwerten als unsere frühen Vorfahren. Möglicherweise war es die Möglichkeit, Stärke zu nutzen und die Energie als Fett zu speichern, die uns als Homo sapiens so erfolgreich gemacht hat und unsere Vorfahren in alle Winkel dieser Erde vordringen ließ. Nicht jeder Mensch hat sieben Kopien dieses Gens, es gibt auch Menschen mit weniger Kopien. Dabei ist es sehr interessant, dass Menschen mit mehr Kopien und mehr α-Amylase zu einem geringeren Körpergewicht neigen als Menschen mit weniger Kopien!

Chemisch betrachtet ist Zucker ein wasserlösliches, süß schmeckendes Kohlenhydrat. In der Natur kommen verschiedene Zuckerarten vor, die wichtigsten sind Ribose, Glukose (Traubenzucker) und Fruktose (Fuchtzucker). Sie alle bestehen aus nur einem Zuckermolekül und werden daher Einfachzucker oder Monosaccharide genannt. Darüber hinaus gibt es in der Natur auch Disaccharide oder Trisaccharide, die sich aus zwei bzw. drei Zuckermolekülen zusammensetzen. Zu den erstgenannten zählen etwa der Malzzucker (Maltose), der Milchzucker (Laktose) oder der Rohr- bzw. Rübenzucker (Saccharose).

Glukose benötigt der Mensch für so ziemlich alles. Auch das Gehirn verwendet am liebsten Glukose. Obwohl das Gehirn nur ca. 2 % des Körpergewichtes ausmacht, verbraucht es bis zu 20 % der Energie, das sind bis zu 200 g Glukose am Tag! Alle anderen Organe bekommen, was das Hirn übriglässt. Entsprechend humorlos reagiert das Gehirn bereits auf einen geringen Glukosemangel oder einen schnell abfallenden Glukosespiegel.

Der Blutzuckerspiegel

Um den Körper mit Glukose zu versorgen, wird ein gewisser Zuckerspiegel im Blut aufrechterhalten. Typische Werte liegen bei ca. 80 bis 100 mg Glukose pro dl Blut. Das entspricht ca. 1 g pro l Blut. Frauen haben ca. 5 l Blut, Männer haben ca. 7 l Blut. Frauen haben also gerade einmal 5 g Glukose im Blut! Das ist ein bisschen mehr als in einem Säckchen Zucker, das man im Kaffeehaus bekommt! In diesen Säckchen sind, je nach Großzügigkeit des Betreibers, 3 bis 4 g Zucker. Man kann sich leicht vorstellen, dass die Kontrolle des Blutzuckerspiegels eine sehr feine und effiziente Regulation benötigt. Zu dem Zucker im Blut noch kommt der Zucker im „Gewebswasser".

Schnelle Kohlenhydrate

Nimmt man schnelle Kohlenhydrate zu sich, also solche, die sehr schnell verdaut und sehr rasch vom Darm aufgenommen werden, oder in Form eines süßen Getränkes, so beginnt der Blutzucker rasch zu steigen. Um den Blutzuckerspiegel nach unten zu korrigieren, setzt das Pankreas Insulin frei. Insulin wirkt wie ein Schlüssel für spezielle Transportermoleküle, die Zucker aus dem Blut in Muskel- und Fettzellen transportieren. In der Leber wird die Zuckerspeicherung in Form von Glukagon angeregt.

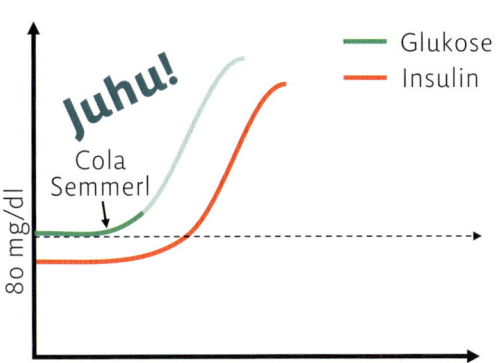

Der Blutzuckerspiegel steigt nach dem Konsum schneller Kohlenhydrate rasch an. In Folge steigt der Insulinspiegel ebenfalls rasch an.

So wird der Zucker aus dem Blutstrom entfernt und damit der Blutzuckerspiegel gesenkt. Der schnelle Anstieg des Blutzuckers führt zu Partystimmung bei bestimmten Nervenzellen (Neuronen) und zu einem allgemeinen Glücksgefühl. In Hirnscans leuchten nach dem Konsum von Zucker dieselben Zentren im Gehirn auf, wie sie auch bei Drogenkonsum aktiv werden. Auch wenn noch niemand von Zuckerjunkies gehört hat, die Geld stehlen, um Zucker kaufen zu können, so ist doch verbrieft, dass Zucker das Belohnungssystem aktiviert. Zucker kann die Stimmung heben. Nach einer emotionalen Anstrengung kann ein erhöhter Blutzuckerspiegel den Willen wieder aktivieren und stärken. Wir fassen zusammen: Zucker macht glücklich! Leider. Oder zum Glück. Das kommt darauf an, ob man ihn mit Bedacht einsetzt oder unkontrolliert konsumiert.

In Wahrheit ist die Regulation des Blutzuckerspiegels viel komplexer und besteht aus mehreren Phasen, wobei beispielsweise Hormone aus dem Darm, die Inkretine, eine wichtige Rolle spielen. Da dies kein Lehrbuch über den Glukosestoffwechsel ist, seien uns die Vereinfachungen erlaubt.

Nachdem nun der Blutzucker rasch gestiegen und der Insulinspiegel ebenfalls angestiegen ist, sinkt der Blutzucker wieder rasch ab (siehe Abbildung unten). Dies versetzt das Gehirn in helle Aufregung und Panikstimmung. Es werden Hormone freigesetzt, die wiederum die Freisetzung von Zucker fördern. Unter anderem wird Adrenalin freigesetzt, was auch erklärt, warum manche Menschen ausgesprochen unleidlich werden, wenn sie hungrig sind. Manchmal kann der Blutzuckerspiegel sogar unter die gewohnten Werte sinken. Dies passiert, wenn der Blutzuckerspiegel auf Normalniveau zurückgekehrt, aber noch Insulin im Blut ist. Auch das ist ein Stresssignal für das Gehirn, das automatisch den Befehl zur Nahrungszufuhr gibt. Bevorzugt werden jetzt schnell verfügbare Kohlenhydrate, die den Blutzucker wieder nach oben schießen lassen. So kann man sich trotz ordentlicher Kalorienzufuhr durch den Tag hungern.

Während der Insulinspiegel stark erhöht ist, wird die Fettverbrennung gestoppt und Fett eingelagert. Man fühlt sich matt und unkonzentriert, die Leistungsfähigkeit ist niedrig (siehe Abbildung unten).

Sinkt der Insulinspiegel unter den gewohnten Wert, dann werden Gegenmaßnahmen ergriffen. Man verspürt Hunger nach schnellen Kohlenhydraten. Wenn man nichts isst, dann wird der Blutzucker mit Reserven aus der Leber wieder

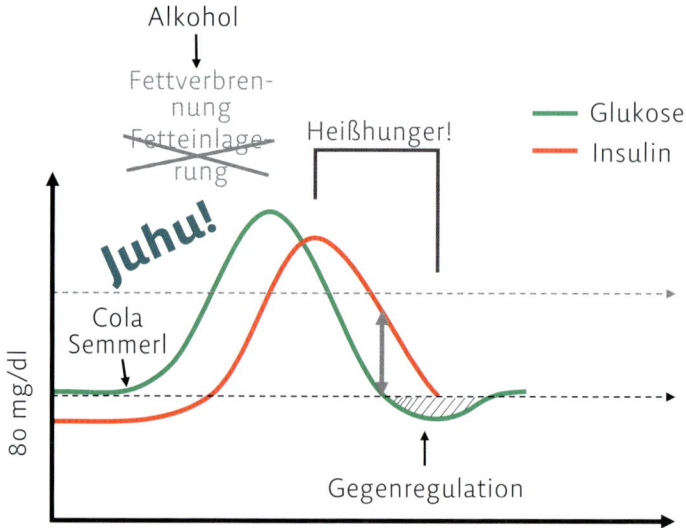

Ein stark abfallender Blutzuckerspiegel oder ein ungewohnt niedriger Blutzuckerspiegel versetzen das Gehirn in Stress. Der Körper reagiert und setzt Zucker frei, um den Blutzuckerspiegel zu normalisieren.

normalisiert. Kann man in dieser Phase also die Beherrschung bewahren, dann wird der Hunger wieder vergehen. Zugegeben, das ist sehr schwer durchzuhalten.

Das beste Mittel, um zuzunehmen, ist also ein Mix aus schnellen Kohlenhydraten mit Fett, z.B. ein Teller weich gekochter Nudeln oder Kartoffeln mit fetter Sauce.

Alkohol

Auch Alkohol blockiert die Fettverbrennung, selbst wenn der Insulinspiegel in einem normalen Bereich liegt. Zudem senkt Alkohol den Blutzuckerspiegel. Das kann dazu beitragen, dass Hungergefühl selbst nach einer Mahlzeit auftritt. In Kombination mit der Enthemmung, die der Alkohol fördert, ist der erste Griff in das Chipssackerl noch leichter und das Aufhören noch schwerer. Außerdem hat Alkohol notable Energie, die in den Stoffwechsel fließt. Daher sollte Alkohol während einer Abnehmphase tabu sein.

Für Menschen, die sich in einer stabilen Phase befinden, ist der moderate Genuss von Alkohol im Normalfall kein Problem. Sie haben es vielleicht gelesen: Schon ein Glas eines alkoholischen Getränkes pro Tag soll schlecht für die Gesundheit sein, trotz ständig steigender Lebenserwartung. Wer aber gerne ein Gläschen eines guten Weines trinkt, schult nicht nur seine Genussfähigkeit und die Geschmacksempfindung, sondern verbringt mit größter Wahrscheinlichkeit Zeit mit lieben Menschen. Mit Freunden und vielleicht sogar mit der Familie. Ein gesellschaftlich aktives Leben zählt zu den besten Präventionsmaßnahmen gegen geistigen Verfall. Einsamkeit ist ein zunehmendes Problem mit so großen gesundheitlichen Auswirkungen, dass die Briten sogar ein eigenes Ministerium zur Bekämpfung der Einsamkeit eingerichtet haben! Außerdem finden sich in Wein sekundäre Pflanzenstoffe mit gesundheitlichen Wirkungen. Besonders bekannt ist das Resveratrol, das sich besonders in der Schale roter Trauben befindet und damit vor allem in Rotwein zu finden ist. Schon alleine das Wissen darüber kann die Menschen zusammenbringen. So geschehen im Weingut von „Koal" Thaller in der Steiermark, wo wir bei einer Weinverkostung ins Reden über Resveratrol gekommen sind. Schließlich wurde ich (Bernhard) eingeladen, für die hauseigene Weinzeitschrift einen Artikel zu schreiben und im Rahmen eines Weinfestes ein Seminar über Wein und Gesundheit zu halten. Es war eine illustre Runde, ein interessanter Nachmittag mit tollen Gesprächen und ein unvergesslicher Abend beim Fest im Weinschloss Thaller!

Süßgetränke und Säfte

Der Goldstandard bei der Betrachtung von Süßgetränken ist eine amerikanische Brause mit Farbstoff und viel Zucker. Freunde aus Portugal nennen es „schmutziges Wasser des amerikanischen Imperialismus", wenn die Kinder nicht verstehen sollen, worüber sie sprechen.

Ein Liter Cola beinhaltet 120 g Zucker (Saccharose, um genau zu sein)! Im Blut des Menschen werden ca. 5 bis 7 g Glukose transportiert. Wenn man also einen Liter Cola trinkt, steht der Körper vor einer großen Aufgabe, den Zucker wieder aus dem Blut zu entfernen und zu verarbeiten. Oft wird aber auch die Menge Zucker in Obst, vor allem in Obstsäften, unterschätzt. Orangensaft hat, je nach Sorte, ca. 100 g Zucker pro Liter. Das ist der Zucker aus den reifen Früchten. Nimmt man aber ganze – vorzugsweise geschälte – Orangen zu sich, dann nimmt man auch Ballaststoffe und Fruchtfleisch zu sich und der natürlich vorkommende Zucker wird langsamer aufgenommen. Zudem können nur wenige Menschen mehr als drei Orangen in kurzer Zeit essen, was ca. einem ¼ Liter Saft entspräche.

Wobei neuere Forschung Orangensaft wieder rehabilitiert, weil im Gegensatz zu zuckerhaltigen Erfrischungsgetränken die Insulinwirkung nicht beeinträchtigt wird. Es bleibt aber abzuwarten, ob Orangensaft trotz des Zuckergehaltes in Zukunft insgesamt als gesundheitsförderlich eingestuft wird. Eine positive Wirkung könnte von sekundären Pflanzenstoffen kommen. Die Chancen für frisch gepressten Saft stehen dafür jedenfalls höher als für industriell gefertigte Säfte.

Obstsäfte sollten dennoch nach aktuellen Empfehlungen verdünnt (im Verhältnis 1:3 oder mehr mit Wasser) getrunken oder als Süßspeise betrachtet und nach einer Hauptmahlzeit genossen werden.

Langsame Kohlenhydrate

Insulin hat vielerlei Wirkungen. Dazu gehören die Reduktion des Blutzuckerspiegels, Signale für Zellwachstum und Muskelaufbau, aber auch die Vermittlung des Sättigungsgefühls im Gehirn. Es ist daher wünschenswert, wenn das Insulin leicht ansteigt und über längere Zeit leicht erhöht bleibt. So fühlt man sich satt und leistungsfähig und Fett kann verbrannt werden. Nimmt man also langsame Kohlenhydrate zu sich, dann steigt der Blutzuckerspiegel langsam an, auch das Insulin steigt nur langsam und moderat. So bleibt das Sättigungsgefühl über längere Zeit erhalten. Zu den langsamen Kohlenhydraten gehören die Ballaststoffe. Ihnen kommt eine besondere Bedeutung zu, denn sie werden erst im Dickdarm von der Darmflora verdaut.

Keine Kohlenhydrate

Wenn man Glukose und Stärke, somit alle möglichen Kohlenhydrate, komplett weglässt, dann muss der Körper die benötigte Glukose selbst bereitstellen. Im Laufe der Evolution haben Tiere gelernt, selbst Kohlenhydrate zu speichern und im Bedarfsfall freizusetzen. Dazu wird Glukose in der Leber und im Muskelgewebe in die tierische Speicherform, das Glykogen, umgewandelt. Dabei werden viele Glukosemoleküle chemisch miteinander verknüpft, wobei für jedes Glukosemolekül ein Wassermolekül eingebaut wird. Sinkt der Blutzucker, dann setzt das Pankreas den Gegenspieler von Insulin frei, das Hormon Glukagon. Das Glukagon sorgt dafür, dass Glykogen in der Leber abgebaut und in den Blutstrom freigesetzt wird und der Blutzuckerspiegel steigt, bis er wieder gewohnte Werte erreicht hat. So werden bei niedrigem Blutzuckerspiegel die Glykogenspeicher geleert. Leider hat der Mensch diese Fähigkeit nicht, Glukose direkt aus Fettsäuren herzustellen. Sind die körpereigenen Glykogenspeicher geleert, dann wird Glukose aus Ketonkörpern, die aus Fetten hergestellt werden, oder aus freien Aminosäuren (den Eiweißbausteinen) synthetisiert. Und wenn das nicht mehr reicht, dann wird unter der Regie von Glukagon Muskel abgebaut. Dies kann unter extremer körperlicher Belastung oder einem lang anhaltenden Fasten (ca. eine Woche) passieren. Unter extremem Fasten kann sogar der Herzmuskel abgebaut werden! Wer eine Fastenkur plant, sollte diese Tatsachen beachten und eine entsprechende Versorgung des Körpers in flüssiger Form planen.

Autophagie

Die Zellen verfügen über einen Selbstreinigungsmechanismus, der den klingenden Namen „Autophagie" (vom Griechischen autós und phagein = sich selbst fressend) trägt. Man kann sich das so vorstellen, als würden in einer Fabrikhalle die Maschinen gepflegt und gereinigt, verschlissene oder kaputte Teile ersetzt und der Boden geschrubbt. Das geht nur, wenn der Betrieb nicht läuft. Daher wird die Autophagie dann aktiviert, wenn der Blutzucker über längere Zeit niedrig ist. Hält man den Blutzucker konstant hoch oder unterliegt er häufigen heftigen Schwankungen, dann kann die Selbstreinigung der Zellen nicht aktiviert werden. Ein Defekt in der Autophagie ist unter anderem mit Fettleibigkeit und Diabetes verbunden (assoziiert, wie die Forscher sagen). So wie ein Schlafmangel sich auf die Gesundheit des Gehirns auswirken kann, so kann sich ein ständig hoher Blutzuckerspiegel negativ auf die Zellen des Körpers auswirken. Wie Forscher um Frank Madeo heraus gefunden haben, fördert das Polyamid Spermidin die Autophagie. Besonders viel Spermidin findet sich in ... Weizenkeimen!

GI und GL

Kluge Köpfe haben sich Gedanken gemacht, wie man den Menschen die Wahl der Lebensmittel anhand ihres Einflusses auf den Blutzucker erleichtern kann. Ein gebräuchliches Maß dafür, wie sehr ein Lebensmittel oder Getränk den Blutzucker steigen lässt, ist der Glykämische Index (GI). Es wurde gemessen, wie hoch der Blutzucker steigt, wenn man 50 g Kohlenhydrate in Form verschiedener Lebensmittel zu sich nimmt. Der Wert wird gegen 50 g reine Glukose verglichen und in Prozent angegeben. Je höher der GI, desto schneller gehen die Kohlenhydrate ins Blut und desto mehr Insulin muss freigesetzt werden, um den Blutzuckerspiegel zu normalisieren.

Als grobe Faustregel kann gelten:
· GI > 70: sehr rascher Anstieg des Blutzuckers
· GI = 50–70: moderater Anstieg des Blutzuckers
· GI < 50: langsamer Anstieg des Blutzuckers

Nahrungsmittel	GI	Nahrungsmittel	GI
Traubenzucker (Glukose)	100	Parboiled Reis	48
Weißbrot	95	Haferflocken, Müsli	40
Kartoffeln gekocht	85	Pasta al dente	40
Karotten gekocht	85	Vollkornbrot	40
Roggenbrot	76	Apfel	38
Saccharose	72	Wildreis	35
Weißer Reis	70	Karotten roh	30
Cola	70	Milch und Milchprodukte	30
Pasta weich gekocht	55	Gemüse	<15

Glykämischer Index verschiedener Nahrungsmittel

So gut das Konzept des GI klingt, so hat es doch auch gravierende Nachteile. So entwickelt sich der Anstieg des Blutzuckers von Mensch zu Mensch unterschiedlich, auch nach Tageszeit, er hängt vom Reifegrad der gegessenen Frucht ab, von der Zubereitung, in welchem Zusammenhang gegessen wird (in Kombination mit Fett oder Ballaststoffen) und nicht zuletzt ist die Portionsgröße entscheidend für die Menge Zucker, die aufgenommen wird. Will man die Kohlenhydratmenge von Weißbrot und Magertopfen (Magerquark) vergleichen (jeweils 50 g Kohlenhydrate), dann müsste man 100 g Weißbrot mit 1250 g Magertopfen vergleichen! Das ist nicht unbedingt praktikabel. Bei der Glykämischen Last wird mit eingerechnet, welche Menge Kohlenhydrate pro 100 g des Lebensmittels vorhanden sind. Damit bekommt man eine Vorstellung, wie viel von dem Lebensmittel man essen muss, um 50 g Kohlenhydrate aufzunehmen. Der Wert der glykämischen Last gibt also an, wie viel Traubenzucker man zu sich nehmen muss, um dieselbe Menge Zucker aufzunehmen wie in 100 g des fraglichen Lebensmittels. Für Weißbrot wurde die GL von 34 ermittelt. Also verursachen 100 g Weißbrot dieselbe Reaktion wie 34 g Traubenzucker. Topfen hat eine GL von ca. 1,2.

Es ist also notwendig, auch die typische Portionsgröße und die Zubereitungsart zu beachten, um daraus die aufgenommene Zuckermenge zu berechnen. Die Glykämische Last (GL) als Weiterentwicklung des GI berücksichtigt diese Faktoren.

GI und GL – Kritik und Vorteile

Dass der GI unpraktikabel ist, haben wir schon gesehen. Auch ein Orientieren an der GL ist am Anfang gar nicht so einfach. Was aber nicht berücksichtigt werden kann, ist der Kontext, in dem ein bestimmtes Lebensmittel genossen wird. Was mache ich mit einer Gemüsepfanne, in der Kartoffeln sind? Wie bewerte ich einen Nudelsalat, wenn die Nudeln am Vortag gekocht wurden und Mayonnaise zum Würzen verwendet wurde? Fett verlangsamt die Aufnahme von Kohlenhydraten. Und was ist, wenn Kartoffeln oder Nudeln gekocht werden und man sie auskühlen lässt? – Siehe dazu den Abschnitt „resistente Stärke".

Neueste Forschungsergebnisse haben gezeigt, dass die Wahl von Lebensmitteln mit geringem GI keinen Vorteil bei der Prävention von Herz-Kreislauf-Erkrankungen bringt und sie verringert auch nicht das Risiko, an Typ-2-Diabetes zu erkranken. Auch beim Abnehmen kann es zwar dem Einzelnen helfen, Kohlenhydrate für eine Zeit lange wegzulassen oder zu reduzieren. Allerdings hat sich eine Low-Carb-Ernährung als effizient erwiesen, um nach dem Abnehmen den Stoffwechsel aktiv zu halten und effizienter Energie zu verbrennen.

Was heißt das nun für unser Blutzuckerkurvenmodell?

Wenn man statt der schnell verfügbaren Kohlenhydrate Lebensmittel isst, die den Blutzucker nur langsam und wenig ansteigen lassen, dann hat man einen deutlichen Vorteil! Das können z.B. komplexe Kohlenhydrate sein oder eine eiweißreiche Mahlzeit (besonders als Nachmittagsjause). Oder aber man bleibt bei Kohlenhydraten und bewegt sich sofort. Auch das sorgt dafür, dass der Blutzuckerspiegel langsamer ansteigt und niedriger bleibt.

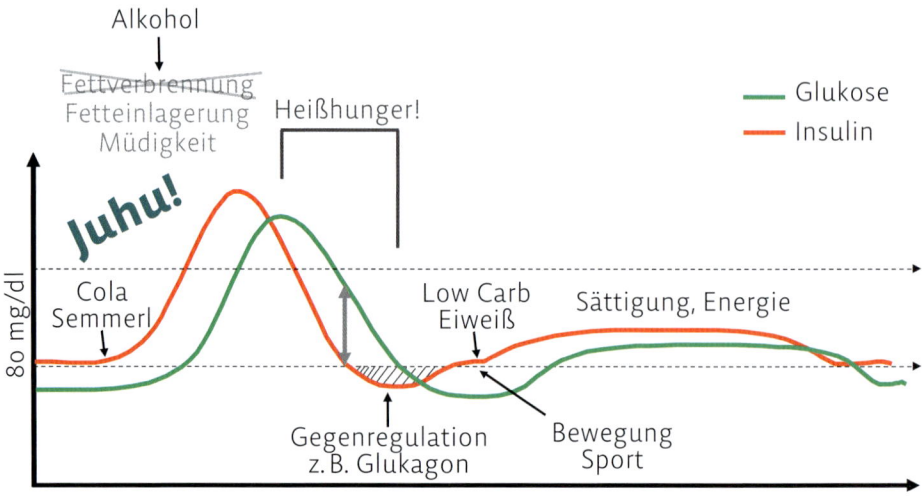

Werden langsame Kohlenhydrate aufgenommen, steigen Blutzucker und Insulin nur langsam an, es tritt ein lang anhaltendes Sättigungsgefühl ein. Auch Bewegung nach einer Mahlzeit hält den Blutzucker niedrig.

Man kann nur sehr schlecht an seinen Ernährungspräferenzen „vorbeiessen" und sich auf Dauer gegen seinen Geschmack ernähren. Dennoch ist es sinnvoll, Nahrungsmittel mit hohem GI kritisch zu betrachten, denn typischerweise liefern sie sehr viel Energie auf kleinen Portionsgrößen. Auf der anderen Seite liefert Gemüse viele Ballaststoffe und wenig Energie, man kann also sehr viel davon essen. Vorausgesetzt, die Zubereitungsart ist kalorienarm. Es ist also wichtig, die Qualität der Kohlenhydrate im Auge zu behalten!

Ein wichtiger Kritikpunkt besteht darin, die Lebensmittel nach deren Einzelkomponenten zu beurteilen, anstatt sie in ihrer Gesamtheit zu sehen! So hat eine spanische Forschergruppe festgestellt, dass Weißbrot auch positive Eigenschaften hat, trotz des hohen GI. Starke Blutzuckerschwankungen zu vermeiden, ist eine wichtige Präventionsmaßnahme gegen Stoffwechselerkrankungen. Hysterie ist für sich ein Gesundheitsfaktor, und schon Paracelsus erkannte im 16. Jahrhundert: „Die Dosis macht das Gift!" Es lohnt also der Blick eher auf die gesamte Ernährung als sich nur auf Einzelkomponenten einer Mahlzeit zu konzentrieren!

Zuckerarten

Immer wieder kommt es zu großen Verwirrungen, was einzelne Zuckerarten betrifft oder womit Zucker zu ersetzen wäre.

Glukose, Traubenzucker, Dextrose

Wenn wir den Blutzuckerspiegel betrachten, dann sprechen wir ausschließlich von Glukose oder Traubenzucker. Glukose ist der wichtigste Zucker. Aus Glukose können große Moleküle gebaut werden, wie die Cellulose bei Pflanzen oder Chitin bei Schalentieren. Sie kann als Einfachzucker vorliegen, der rasch ins Blut geht, oder als komplexes Molekül wie Stärke oder in Ballaststoffen. Wie wichtig die Glukose ist, sieht man, wenn die Regulation ihrer Verfügbarkeit gestört ist, wie bei Typ-1- oder Typ-2-Diabetes. Eine adäquate Kontrolle des Blutzuckerspiegels ist also sehr wichtig. Über die Ernährung können wir dazu beitragen, dass diese Kontrolle nicht aus den Fugen gerät.

Glukose ist in chemischer Hinsicht sehr umtriebig und reagiert gerne mit anderen Molekülen. Ein heiß geliebter Reaktionspartner der Glukose ist das Hämoglobin (roter Blutfarbstoff; ein wichtiger Bestandteil der roten Blutkörperchen). Ein gewisser Prozentsatz des Hämoglobins trägt immer Zuckermoleküle. Bei Labortests wird dieser Wert bestimmt und als HbA_{1c}-Wert angegeben. Ein HbA_{1c} von 5,5 bedeutet, dass 5,5 % des Hämoglobins mit Zuckermolekülen besetzt sind. Der HbA_{1c}-Wert ist ein Durchschnittswert für die Glukosebelastung der letzten sechs Wochen. Wenn der HbA_{1c}-Wert erhöht oder hoch ist (über 7 %), dann kann man davon ausgehen, dass die Glukose auch mit anderen Molekülen reagiert hat, z.B. mit den Proteinen der Linse der Augen, die so langsam eingetrübt werden, oder mit Molekülen in Blutgefäßen, die zu einer Schädigung der Kapillaren führen, oder mit Molekülen in Nerven. Bei einer guten Blutzuckerkontrolle ist das kein Problem, aber wenn der Blutzuckerspiegel dauerhaft erhöht ist, dann kann dies zu ernsthaften Komplikationen führen.

Zucker in Obst und Gemüse wird langsam aufgenommen. Glukose in flüssiger Form genossen, wie in gesüßten Getränken, führt zu einem raschen Anstieg des Blutzuckers.

Stärke

Über die Stärke wird in den letzten Jahren sehr viel gestritten. Soll man sie gänzlich weglassen (Atkins) oder nur wenig (Low-Carb-, Glyx-Diät) oder ganz im Gegenteil besonders Gemüse essen (High-Carb, aber auch vegetarische oder vegane Ernährung kann unter diese Kategorie fallen)? Wie bereits oben beschrieben, besteht Stärke aus chemisch verknüpften Glukosemolekülen und dient der Speicherung von Glukose in Pflanzen. Durch Erhitzen und Aufnahme von Wasser quellen die Stärkekörner und so wird die Stärke für uns verdaubar.

Stärke besteht aus zwei Hauptkomponenten, der Amylose und dem Amylopektin. Während Amylopektinmoleküle viele Verzweigungen aufweisen und damit eine große Angriffsfläche für Verdauungsenzyme bieten, handelt es sich bei der Amylose um ein lineares Molekül ohne Verzweigungen. Die Verhältnisse dieser beiden Komponenten unterscheiden sich zwischen verschiedenen stärkehaltigen Pflanzen. Daraus ergibt sich auch beispielsweise ein unterschiedlicher Effekt von verschiedenen Reissorten auf den Blutzuckeranstieg. Wildreis und Parboiled Reis lassen den Blutzucker langsam ansteigen, während „normaler" weißer Reis zu einem raschen Anstieg des Blutzuckers führt.

Die gequollene und erhitzte Stärke kann relativ leicht verdaut werden. Daher sind Lebensmittel wie Kartoffeln, Weißbrot oder Weißmehlnudeln als schnell verfügbare Kohlenhydrate einzustufen. Wer die Nudeln nicht unbedingt bis zum „Matschpunkt" kocht, sondern sie noch „al dente", also leicht knackig lässt, hat damit bereits die Verfügbarkeit der Stärke reduziert und der Blutzuckeranstieg fällt geringer aus.

Resistente Stärke

Kocht man Nudeln oder Kartoffeln und lässt sie danach abkühlen, wandelt sich ein Teil der Stärke in eine unverdaubare Form um. Zumindest wir können diese Stärke nicht verdauen, die Darmflora hat aber ihre helle Freude an dieser sogenannten resistenten Stärke. Idealerweise kocht man die Nudeln oder Kartoffeln am Vortag und lässt sie über Nacht an einem kühlen Ort stehen. Die Kartoffeln oder Nudeln können wieder erhitzt werden, die resistente Stärke bleibt erhalten, das Erhitzen fördert den Prozess der Umwandlung sogar! Damit sinkt auch der Einfluss dieser Lebensmittel auf den Blutzucker. Gleichzeitig wird die Darmflora gepflegt, denn die Darmbakterien lieben resistente Stärke!

Fruktose

Ein zweiter Einfachzucker ist die Fruktose (Fruk). Sie ist genauso natürlich wie die Glukose und kommt in fast allen Obstsorten in merkbaren Mengen, in vielen Gemüsesorten in geringen Mengen vor. Durch die Zucht weg von leicht bitter und wenig süß schmeckenden hin zu angenehm süß und nicht bitter schmeckenden Obstsorten hat sich der Anteil an Zucker und vor allem an Fruktose merkbar erhöht. So natürlich die Fruktose ist, so wenig kann dennoch unser Körper damit anfangen. Der Muskel kann sie nicht verbrennen, das Gehirn kann sie nicht zum Denken verwenden. Es bleibt nur die Leber als Entgiftungsorgan, die sich mit diesem Zucker beschäftigen muss. Dabei sind geringe Mengen an Fruktose kein Problem, sie wird z.B. in Glukose umgebaut. Wird Fruktose aber in größeren Mengen konsumiert, wird sie in der Leber umgebaut zu Glukose, Fett, Cholesterin, Harnsäure, Ethanol und Methanol. Die nicht alkoholische Fettleber bei Vegetariern am Anfang der Bewegung war sprichwörtlich, da sie zu viel Fruktose zu sich genommen hatten. Wer übermäßig viel süßes Obst konsumiert, hat eine deutliche Tendenz zu erhöhten Cholesterinwerten. In kleinen Mengen ist Fruktose aber harmlos.

High Fructose Corn Syrup

In den 1970ern wurde in den USA eine Methode entwickelt, um aus Mais Stärke zu isolieren. Mit Hilfe eines Enzyms wird ein Teil der Glukose in Fruktose umgewandelt. Fruktose ist süßer als Glukose und sehr billig herzustellen. Die Zeit des „High Fructose Corn Syrup" (HFCS) hatte begonnen. Es handelt sich um einen Sirup, der reich an Fruktose ist und süßer schmeckt als Zucker. Besonders in den USA wird HFCS Limonaden und anderen gesüßten Getränken und Speisen zugesetzt. Mit einer verblüffenden Übereinstimmung zwischen HFCS und dem Anstieg an Fettleibigkeit und Typ-2-Diabetes.

Saccharose

Saccharose ist ein Zweifachzucker aus einem Molekül Glukose und einem Molekül Fruktose. Saccharose ist absolut natürlich und kommt in fast allen Obstsorten vor, auch in vielen Gemüsesorten. In geringen Mengen ist Saccharose absolut zulässig. Zudem bremsen die Ballaststoffe, die in Obst und Gemüse vorhanden sind, die Zuckeraufnahme, der Blutzuckerspiegel steigt langsam an. Gekochtes Gemüse lässt den Blutzucker schneller steigen als rohes (das aber von vielen Leuten schlecht vertragen wird), dafür können manche gesundheitsförderliche Substanzen, wie die β-Carotene oder der rote Farbstoff der Tomaten, das Lycopin, besonders gut aus gekochtem Gemüse aufgenommen werden.

Haushaltszucker:
Zuckerrübe oder Zuckerrohr?

In der Zuckerrübe und im Zuckerrohr befindet sich besonders viel Saccharose, daher verwendet man sie zur industriellen Herstellung von weißem Haushaltszucker. Haushaltszucker ist also reine Saccharose! Der Zucker aus Zuckerrohr ist genau derselbe wie der aus der Zuckerrübe, nämlich Saccharose! Nur wenn Zuckerrohr getrocknet und dann die ganze Pflanze gemahlen wird, hat man einen Vorteil, denn dann bleiben Vitamine, Mineralien, Geschmacksstoffe und Ballaststoffe erhalten.

Brauner Zucker

Bei der Herstellung des Zuckers aus der Zuckerrübe fällt Melasse an, die eine bräunliche Farbe hat. Sie wird verwendet, Sie ahnen es bereits, um Zucker nach der Aufreinigung einzufärben: So entsteht brauner Zucker! Vom gesundheitlichen Aspekt hat der braune Zucker gegenüber dem weißen Zucker keinen nennenswerten Vorteil.

Invertzucker

Man nimmt Saccharose und lässt sie von einem Enzym spalten, das die chemische Verbindung zwischen dem Glukose- und dem Fruktosemolekül löst und so diese beiden Moleküle freisetzt. Invertzucker schmeckt etwas süßer als Saccharose, besteht aber aus denselben Bausteinen.

Glukose-Fruktose-Sirup

Kocht man weißen Haushaltszucker ein, so wird er zu Sirup, der verschiedensten Speisen, wie z.B. auch Brot, zugesetzt werden kann. Hätten Sie gewusst, dass es sich dabei eigentlich nur um weißen Zucker handelt, der in Wasser gekocht wurde?

Glukosesirup und Fruktosesirup sind weitere Varianten, die Speisen gerne zugesetzt werden.

Honig

Im Honig, der zu mehr als 80 % aus Zucker besteht, liegt der Fruktoseanteil bei 40 bis 60 %, der Glukoseanteil entsprechend bei 60 bis 40 %. Abgesehen von vielen guten Inhaltsstoffen ist er in der Ernährung also in etwa wie Zucker zu behandeln und von Diabetikern in kleinen Mengen zu genießen. Honig geht langsamer ins Blut als weißer Zucker.

Ahornsirup

Aus 40 l Pflanzensaft wird 1 l Ahornsirup eingekocht, der ca. 65 bis 67 % Zucker enthält. Davon ist der Großteil Saccharose, der überwiegende Rest Fruktose und in geringem Maße freie Glukose.

Agavensirup

Der Agavensaft wird nicht nur für die Herstellung von Tequila verwendet, sondern der süße Saft wird gerne als Zuckerersatz eingesetzt. Wenn vor der Blüte der Agave der Stängel ausgeschnitten wird, können täglich bis zu 1,5 l Agavensaft gewonnen werden. Der Saft ist reich an Inulin und Agavin, hochwertigen Ballaststoffen, die hauptsächlich aus Fruktosemolekülen aufgebaut sind. Der Saft wird zu Sirup eingedickt und enthält ca. 75 % verwertbare Zucker, die in Einfachzucker umgewandelt werden. Nun liegt das Verhältnis Glukose zu Fruktose bei 1 : 7 bis 1 : 9. Der Agavensirup sollte also mit Bedacht eingesetzt werden.

Laktose

Laktose ist ein Zweifachzucker, der aus einem Molekül Glukose und einem Molekül Galaktose besteht. Als Baby erzeugt der Mensch im Darm ein Enzym, die Laktase, die die Verbindung zwischen den beiden Zuckern trennt. So können die Zucker im Darm aufgenommen werden. Da in der Milch ca. 5 g Zucker pro Liter enthalten sind, sollte bei einem erhöhten Konsum von Milchprodukten der Milchzucker bedacht werden.

Nach dem Abstillen wird gewöhnlich das Gen, das die Laktase kodiert, abgeschaltet. Viele Menschen in Europa aber haben Glück, denn sie tragen eine Änderung in der Steuerungseinheit des Laktase-Gens. Diese Änderung – oder Mutation – führt dazu, dass die Laktase ein ganzes Leben lang hergestellt wird. Wer also die Mutation trägt, verträgt ein Leben lang Kuhmilch und braucht sich keine Sorgen zu machen. Teure laktosefreie Milchprodukte bringen keinen Vorteil und es kann darauf verzichtet werden (man überlege, wie die Laktose aus der Milch entfernt wird).

Wir wollen an dieser Stelle darauf hinweisen, dass fettarme Milchprodukte häufig mehr Zucker enthalten, quasi als geschmackliche Wiedergutmachung. Die bessere Variante ist, ein Vollmilchprodukt oder ein fettreduziertes Produkt mit wenig Zucker zu wählen als fettarm mit viel Zucker.

Xylit

Xylit oder Birkenzucker ist ein Einfachzucker. Er wurde das erste Mal aus Buchenholzspänen (griech. Xylon = Holz) isoliert. Seine Süßkraft entspricht der von Saccharose, er liefert aber nur ca. 40 % der Energie. Der Geschmack ist annähernd neutral.

Xylit bremst den Stoffwechsel von Karies verursachenden Bakterien und kann somit gegen die Entstehung von Karies wirken. Allerdings wirkt ein Übermaß an Xylit abführend. Daher sind die „zuckerfreien" Kaugummis und Zuckerl, die Xylit enthielten, fast vollständig aus den Regalen verschwunden.

Erythrit

Erythrit erfreut sich wachsender Beliebtheit, da es sich auch gut zum Backen eignet. Erythrit hat ca. 70 % der Süßkraft von Zucker und wird zu 90 % im Dünndarm aufgenommen und über die Nieren ausgeschieden. Nebenwirkungen wie Verdauungsprobleme oder Blähungen, wie bei anderen Zuckerersatzstoffen, treten nur selten auf. Erythrit wird meist durch Fermentation z.B. aus Stärke hergestellt.

Stevia

Der Star am Himmel der Süßstoffe der letzten Jahre ist zweifelsohne Stevia. Es wird aus der Steviapflanze (Süßkraut oder Honigkraut) gewonnen. In einem chemischen Prozess werden Steviolglycoside isoliert, die die Träger des süßen Geschmacks sind. Allerdings haben diese Substanzen einen metallischen, an Lakritz erinnernden Geschmack. Um diesen unangenehmen Geschmack loszuwerden, werden die Steviolglykoside chemisch verändert. Daher akzeptieren viele Spezialisten die Süße aus Stevia nicht als natürliche Süße. In manchen Nahrungsmitteln wird daher Steviatee oder Steviaextrakt als Süßungsmittel verwendet. Übrigens kann ein Steviablatt einen ganzen Topf Kräutertee süßen, da die Süßkraft von Stevia bis zu 200-mal intensiver ist als Saccharose. Vorsicht ist aber geboten, wenn man zu Joghurt und Co. greift, die mit Stevia gesüßt sind, denn meist wird nur ein Teil des Zuckers durch Stevia ersetzt! In gutem Glauben, ein zuckerfreies Produkt zu erwerben, greift man zu, aber nimmt dann doch wieder Zucker zu sich!

Etikettenschwindel

Wir haben uns sehr intensiv mit verschiedenen Zuckerarten und Kohlenhydraten beschäftigt. Dabei haben wir unter anderem gesehen, dass sich unter verschiedenen Bezeichnungen dieselbe Zuckerart verbergen kann! Hersteller von Lebensmitteln nutzen das gerne, um den Zuckergehalt ihres Produktes zu verstecken. Bei der Auflistung der Inhaltstoffe müssen diese nämlich entsprechend ihrem Anteil angegeben werden. Wenn z.B. in einem Brot 70 g Weizenmehl, 30 g Roggenmehl und 40 g Saccharose, 20 g Honig und etwas Salz enthalten ist, dann muss das auf der Verpackung so stehen:

Enthält Weizenmehl, Zucker, Roggenmehl, Honig, Salz.

Listigerweise werden in der Produktion aber 8 g Saccharose, 19 g Glukose-Fruktose-Sirup und 13 g Invertzucker verwendet. Nun liest sich das Etikett auf der Verpackung so:

Enthält Weizenmehl, Roggenmehl, Honig, Glukose-Fruktose-Sirup, Invertzucker, Zucker, Salz.

So wenig Zucker ist da drinnen? Er steht ja an vorletzter Stelle!

Achten Sie also beim Kauf von Lebensmitteln sehr genau darauf, was nun wirklich drinnen ist! Es lohnt sich!

Da man nicht jeden Tag neue Lebensmittel auswählt, sondern im Wesentlichen bei den gewohnten Lebensmitteln bleibt, wird der Aufwand dafür in den ersten Wochen etwas größer sein, aber dann hat man erfasst, worauf es ankommt und welche Lebensmittel akzeptabel sind.

Viel Spaß also beim Etikettenlesen und Vergleichen!

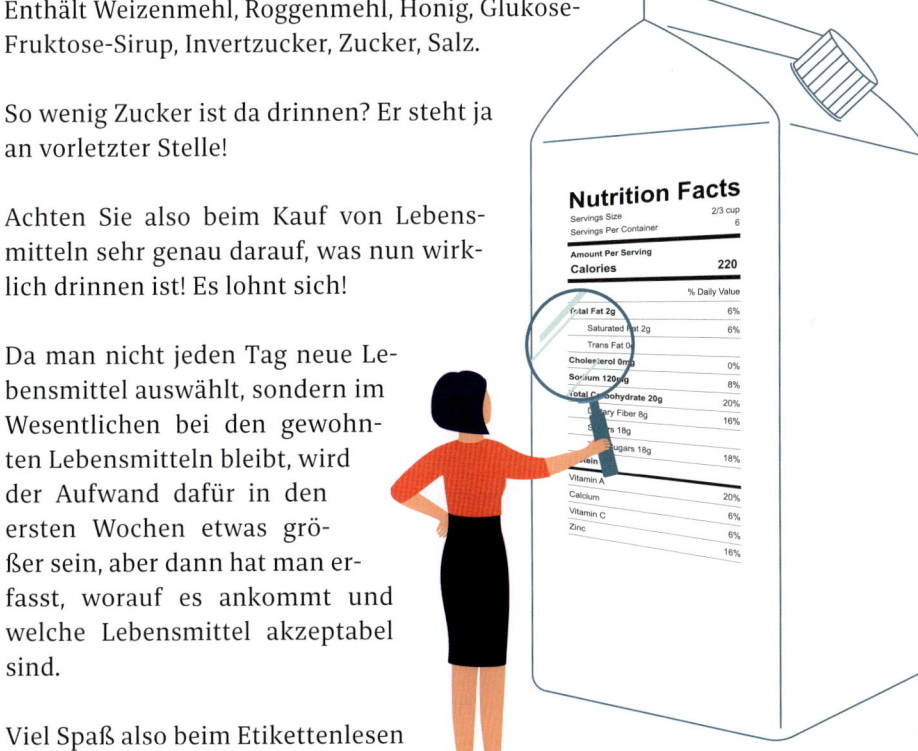

Mein Ziel – die wichtigsten Etappen

Wir haben uns eine große Aufgabe gesetzt: Gewicht dauerhaft aus unserem Leben verschwinden zu lassen. Das ist großartig! Es kann aber auch eine große Herausforderung sein. Wir wollen das Gewicht aber nicht verlieren und vom Schweinehund apportieren lassen, sondern realistische Ziele setzen, die erreichbar und dauerhaft zu halten sind.

Warum ??

Wenn wir Vorträge zu dem Thema halten, fragen wir gerne, wie die Zuhörerinnen abnehmen möchten. Die weitaus häufigste Antwort lautet: Ich muss mich mehr bewegen und darf nicht mehr so viel essen! Das klingt ja schon einmal nach jeder Menge Spaß! Und dann fragen wir, wie die Leute das Gewicht nach dem Abnehmen halten wollen. Sie ahnen es: Ich muss mich mehr bewegen und darf nicht mehr so viel essen! Ob das wirklich eine gute Strategie ist?

Aber wie kommt es überhaupt dazu, dass wir in die Situation geraten, zu dick zu werden?

Es sind verschiedene Komponenten, die eine Rolle spielen. Es lohnt die Mühe, sich einige davon anzusehen und zu überlegen, wie man sie auflösen kann.

Also, was sind die wichtigsten Faktoren, die zum ungewünschten Ergebnis geführt haben? Wir haben in der nachfolgenden Tabelle ein paar Faktoren zusammengestellt, von denen bekannt ist, dass sie das Gewicht beeinflussen. Zu jedem Problem gibt es mehrere Lösungsmöglichkeiten. Jede(r) kann sich für sich das Beste heraussuchen.

Problem	Mögliche Maßnahmen	Ergebnis
Genetik	Derzeit keine; in speziellen Fällen Ernährung oder Lebensstil	
Epigenetik	Derzeit unklar	
Darmflora	Ernährung; Symbiotika	
Fehlernährung	Kochkurs, Beschäftigung mit Ernährung, Ernährungsratgeber lesen, Rezeptesammlung anlegen	Gesunde Ernährung, satt sein, besser schlafen, Sicherheit, was ich wann darf

Problem	Mögliche Maßnahmen	Ergebnis
Stress	Situation lösen; wenn nicht möglich: mit Stress umgehen lernen, Resilienz, mentale Stärkung	Mehr Zufriedenheit, Ausgeglichenheit
Schlafmangel	Ursachen identifizieren (Unruhe, organisch, Ernährung, Allergien, Schlafhygiene ...)	Erholter, mehr Energie, mehr Lebensfreude, mehr Gesundheit, Demenz-prävention
Bewegungs-mangel	Regelmäßige unanstrengende Bewegung, langsame Steigerung, Suche nach geeigneter Bewegung, Möglichkeiten schaffen	Freude an Bewegung
Schmerzen am Bewegungs-apparat	Reha, Physiotherapie, Dehnungsübungen, Ernährung	Leichtigkeit
Mangel an Selbstvertrauen		
Finanzielle Sorgen		
Ärger		

Nehmen Sie sich die Zeit, weitere Lösungen zu finden, die für Sie passen! Überlegen Sie, welche Herausforderungen und Probleme Sie selbst mitbringen, die Sie dazu bringen, sich bei der Nahrungsaufnahme ungünstig zu verhalten. Überlegen Sie sich Möglichkeiten zur Lösung. Fragen Sie ruhig auch Freunde, Bekannte nach Ideen. Nichts ist beruhigender als ein gelöstes Problem! Und dann überlegen Sie sich, wie Sie sich fühlen, wenn Sie das Problem merklich besser im Griff haben.

Genetik: Setpoint für das Gewicht?

Der Mensch hat zwar nur etwas mehr als 20.000 Gene, diese werden aber in einer komplizierten Art gesteuert. Hinzu kommen Millionen von Mutationen, also minimale Veränderungen im Erbgut, die die Funktion von Genen vermindern oder verstärken können. Unter diesen Genen sind beispielsweise das Gen für Insulin, Insulin-Rezeptor, Wachstumshormone, Neurotransmitter, Hormone für Muskel- und Fettwachstum. Und es gibt Mutationen, die den Stoffwechsel oder den Muskelaufbau, die Sättigung und den Hunger oder die körperliche Aktivität beeinflussen. Viele sind überzeugt, dass sich aus diesen schier unzähligen Komponenten ein einziges Gewicht ergibt, der sogenannte Setpoint, auf den der Körper immer wieder zusteuert. Also hat jeder Mensch ein Gewicht, in dem alles im Gleichgewicht ist. Dieses Gewicht nimmt im Laufe des Lebens zu.

Wir sind davon nicht so sehr überzeugt und glauben eher, dass es mehrere Punkte gibt, an denen das Gewicht stabil sein kann. Die Gene sind ein wichtiger Faktor, aber nicht der einzige. Daher müsste es möglich sein, von einem stabilen Gleichgewicht in ein anders stabiles Gleichgewicht zu kommen und dort zu bleiben. Wobei es für manche relativ leicht ist, ein neues Gleichgewicht zu finden, für andere aber sehr schwer.

Epigenetik: von Eltern und Großeltern

Epigenetische Änderungen können ebenfalls eine Rolle spielen. Von Epigenetik sprechen wir, wenn Gene zwar unverändert sind, sie aber chemisch so modifiziert werden, dass sie zur Ausprägung kommen oder nicht. Wir können das gerne mit einem Trupp Maurer vergleichen, der von einem Polier den Auftrag bekommt, eine Wand mit vorgegebenen Maßen hochzuziehen. Der Auftrag ist erteilt und wird ausgeführt, das Gen kommt zur Ausprägung. Tags darauf hat ein Kollege Geburtstag und gibt einen aus. Am Bau herrscht Alkoholverbot, es gibt Mineralwasser und Limonade. Jeder hat eine Flasche und eine Wurstsemmel in den Händen. Der Polier kommt wieder und erteilt einen weiteren Arbeitsauftrag. Aber mit der Flasche in der einen und der Semmel in der anderen Hand? Also wird der Auftrag an dem Tag nicht ausgeführt. Eine kleine Änderung hat das ganze Programm gestoppt. Die Information war da, der Arbeitsauftrag und das Wissen, wie er umzusetzen ist, und dennoch kommt er nicht zur Ausführung. Das ist Epigenetik. Man kennt mittlerweile einige Bereiche im menschlichen Erbgut, in denen epigenetische Prägung eine Rolle spielt. Zum Beispiel führt großer Stress in der sehr frühen Entwicklung eines Menschen dazu, dass das Stresssystem eines Menschen verlernt, sich nach einer Stresssituation wieder zu beruhigen. Solche Menschen erleiden auch dann sehr viel Stress, wenn keine unmittelbare Bedrohung herrscht. Noch gibt es keine Therapie.

Dass ein heranwachsender Embryo im Mutterleib all das mitbekommt, was die Mutter tut, leuchtet ein. Ob die Mutter sich abwechslungsreich oder eintönig ernährt, prägt den Geschmack des Neugeborenen. Ein Schwangerschaftsdiabetes prägt den Stoffwechsel des Kindes und erhöht das Risiko für späteres Übergewicht und Typ-2-Diabetes. Aber auch eine Unterversorgung besonders am Anfang der Schwangerschaft prägt sich auf das Kind: Epigenetische Prägungen erhöhen das Risiko, dass das Kind später übergewichtig und diabetisch wird. Das hat man im Hungerwinter 1944/45 in Holland beobachten können.

Aber neue Erkenntnisse nehmen auch die Väter in die Pflicht! Man hielt es lange für unmöglich, dass erworbene Erfahrungen und Eigenschaften auf die nächste Generation übertragen werden. Aber seit wenigen Jahren wissen wir, dass „transgenerationale Epigenetik", also die Übertragung epigenetischer Eigenschaften über Generationen, auch über die väterliche Linie möglich ist! Diese bahnbrechende Erkenntnis wurde zuerst bei Mäusen festgestellt. Wurde ein männliches Tier gestresst, dann hat sich diese Traumatisierung auch auf die nächste und übernächste Generation in Form von Ängstlichkeit übertragen! Mittlerweile gibt es ausreichend Daten, um schließen zu können, dass das Risiko für Übergewicht und Stoffwechselstörungen vom Vater über die Keimbahn, also über die Spermien, auf die nächsten Generationen übertragen werden kann. Es laufen Untersuchungen, um dies beim Menschen zu überprüfen.

Unsere Überzeugung ist, dass sich Ernährung, Bewegung, Rauchen etc. beider Elternteile epigenetisch in den nachfolgenden Generationen nachweisen lassen und deren Gesundheit und Lebensdauer beeinflussen. Sollte sich das bestätigen, ist es ein Aufruf an die Politik, entsprechend zu handeln, denn es dauert Generationen, um die Effekte wieder zu eliminieren! Die Lebenserwartung steigt in unseren Ländern nicht mehr so stark an und wird stagnieren. Ist dies eine erste Folge der suboptimalen Ernährung?

Wir dürfen uns nicht darauf zurückziehen, den Altvorderen Vorwürfe zu machen, wir müssen uns bemühen, unseren Nachkommenden die beste Gesundheit zu ermöglichen!

Darmflora

Die Darmflora kann sich innerhalb von ein paar Tagen einer veränderten Ernährung anpassen. Antibiotika verändern die Darmflora. Es deutet viel darauf hin, dass eine Antibiotikabehandlung in den ersten Lebensjahren die Entstehung von Übergewicht fördert. Wir können die Darmflora noch nicht gezielt verändern, aber wir können sie günstig beeinflussen. Die Beschreibung der Darmflora und ihrer möglichen Wirkung auf unsere Gesundheit würde ein ganzes Buch füllen.

Ich hatte das Vergnügen, für die Paracelsus Medizinische Privatuniversität ein Video über den Zusammenhang von Darmflora und dem Stoffwechsel aufzunehmen. Das sehr gut und abwechslungsreich gestaltete Video kann hier angesehen werden:

 https://www.youtube.com/watch?v=bkBjvtY4LNc&t=1s

Online-Bonus-Kapitel
Es würde den Rahmen dieses Buches sprengen, den Einfluss der Darmflora und die Konsequenzen für unsere Gewicht und unsere Gesundheit hier zu besprechen. Aber gerade in letzter Zeit sind sehr viele sehr gute Arbeiten dazu erschienen, und es war nicht möglich, diese wertvollen Informationen noch zusammenzufassen und im Buch unterzubringen. Daher haben wir uns entschlossen, Ihnen, geschätzte Leserin und geschätzter Leser, ein Zusatzkapitel online zur Verfügung zu stellen! Sie finden dieses Bonus-Kapitel unter:

 https://www.wdsso.com/bonus

Stress

Wer viel Stress hat, schläft wahrscheinlich schlecht und hat immer ein schlechtes Gefühl. Wenn man die Situation nicht lösen oder sich daraus befreien kann, was sehr häufig der Fall ist, dann hilft es, wenn man lernt, mit der Situation umzugehen und das Beste daraus zu machen. So lange, bis man eine Lösung gefunden hat. In dieser Zeit fühlt man sich zumindest wesentlich besser.

Es ist zudem weithin bekannt, dass man mehr Kalorien zu sich nimmt, wenn man unausgeschlafen ist. Dabei spielen wiederum Hormone eine Rolle, z.B. das Ghrelin, das aus dem Magen freigesetzt wird, und zwar umso mehr, je leerer der Magen ist. Im Gehirn löst Ghrelin Hunger aus. Je unausgeschlafener ein Mensch ist, desto mehr Ghrelin wird ausgeschüttet. Dazu kommt die allgemeine Energielosigkeit, die gerne mit Kaffee und anderen stimulierenden Getränken bekämpft wird.

Fehlernährung

Fehlernährung ist ein Riesenthema. Es geht nicht nur darum, was man zu sich nimmt, sondern auch wann und warum man es tut. Mit letzterem beschäftigen wir uns später. Wir alle haben eine gewisse Vorstellung davon, wie eine gesunde Lebensweise aussieht. Und was wir essen sollen – und was nicht. Wovon mehr und wovon weniger. Aber was kann ich tun, um satt zu werden und zu bleiben? Wie schaffe ich das, ohne dass ich immer dasselbe essen muss? Darf ich beim Feiern nach Lust und Laune essen und trinken, also mal über die Stränge schlagen und dabei Spaß haben? Mit einem guten Ernährungswissen können wir uns sehr wohlfühlen, abwechslungsreich essen und satt sein. Und auch mal „sündigen". Wobei – das war eine Formulierung von unserem Lektor, den wir sehr schätzen. Er spricht damit das an, was viele Menschen denken und glauben. Vielen Dank dafür!

Jetzt kommt das Aber: ABER „sündigen" hat etwas von verrucht, von böse und schlecht – und von Strafe! Adam hat die erste Sünde der Menschheit begangen, er hat den Apfel vom verbotenen Baum gegessen und wurde mit Eva, der Quelle der Verführung zu frischem Obst, vor die Türe des Paradieses gesetzt. Und noch heute müssen wir aufpassen, was wir essen, um nicht zuzunehmen! Liegt darin der Ursprung der Angst der Männer vor frischem Obst? Haben sie Angst, dass wieder etwas Schreckliches passiert, wenn einer herzhaft zubeißt? Generationen von Therapeuten haben versucht, Männer von diesem Trauma zu befreien. Leider mit mäßigem Erfolg …

Genuss gehört unbedingt zu einem gesundheitsfördernden Lebensstil. Die Geselligkeit, die Ruhe beim Essen, Zeit haben, miteinander reden, das gemeinsame

Lachen. Wahrscheinlich wird man irgendwann feststellen, dass das zumindest genauso wichtig ist wie eine gute Ernährung.

Bewegungsmangel

Ein weiterer wichtiger Aspekt ist der Bewegungsmangel. Woher kommt er? Das ist individuell sehr verschieden. Jeder Mensch muss sich selbst überlegen, woran es liegt, wenn man sich nicht mehr bewegt. Faulheit scheidet natürlich für Sie, geschätzte Leserin und geschätzter Leser, vollkommen aus! Wenn es aber gelingt, sich nicht zu überanstrengen (was bei Übermotivation ein häufiges Problem ist!) und Freude an Bewegung aufzubauen, dann ist das bereits der größte Gewinn: Freude an Bewegung!

Beim klassischen Abnehmen sind Beherrschung beim Essen und Zwang zu mehr Bewegung die wesentliche Voraussetzung. Wenn ich aber darüber nachdenke, welche Gründe mein Übergewicht hat, und ich mir konkrete Maßnahmen überlege, was ich dagegen tun kann, dann vermeide ich nicht nur einen raschen Rückfall in alte Muster. Ich kann mir auch überlegen, wie mein anderes, besseres Leben am Ende aussehen könnte! Ich lebe ein leichtes Leben, habe Lust an Bewegung, kann mit Stress gut umgehen und bleibe ruhig, ich lebe mein Leben und gestalte es. Das klingt für mich sehr motivierend!

Auf alle Fälle viel besser als der sonst übliche Gedanke: „Ich muss mich mehr bewegen und darf nicht mehr so viel essen!"

Betrachten wir den Wunsch einer übergewichtigen Person, endlich erfolgreich abzunehmen, von verschiedenen Standpunkten.

Wie wirkt der Dicke?

Offensichtlich sind Abnehmwillige mit ihrer aktuellen Situation unzufrieden. Genau genommen sind viele Menschen mit ihrer aktuellen Situation unzufrieden.

Nehmen Sie sich ein paar Minuten Zeit und ergänzen Sie die nachfolgende Liste. Mit welchen **negativen Eigenschaften** werden die Dicken Ihrer Meinung nach in unserer Gesellschaft wahrgenommen?

Übergewichtige gelten als
- faul,
- unbeherrscht,
- verfressen,
- langsam,
- unkonzentriert,
- behäbig,
- inkonsequent,
-
-
-
-

Fügen Sie gerne so viele Punkte dazu, wie Sie möchten!

Auf der anderen Seite sind Übergewichtige aber auch durchaus beliebt!

Nehmen Sie sich ein paar Minuten Zeit und ergänzen Sie die nachfolgende Liste. Mit welchen **positiven Eigenschaften** werden die Dicken Ihrer Ansicht nach in unserer Gesellschaft wahrgenommen?

Sie gelten auch als
- gemütlich,
- entspannt,
- freundlich,
- lustig,
- haben eine glatte Haut,
- haben eine „dicke Haut",
- sind kuschelig (Kuschelfläche, erotische Nutzfläche),
-
-
-
-
-

Wie wirkt die Dünne?

Nehmen Sie sich ein paar Minuten Zeit und ergänzen Sie die nachfolgende Liste. Mit welchen **positiven Eigenschaften** werden die Dünnen Ihrer Meinung nach in unserer Gesellschaft wahrgenommen?

Dünne gelten als
- zielstrebig,
- effizient,
- sportlich,
- dynamisch,
- erfolgreich,
- attraktiv,
-
-
-
-
-

Daneben gibt es noch andere Eigenschaften, mit denen Dünne in Verbindung gebracht werden.

Nehmen Sie sich ein paar Minuten Zeit und ergänzen Sie die nachfolgende Liste. Mit welchen **negativen Eigenschaften** werden die Dünnen Ihrer Ansicht nach in unserer Gesellschaft wahrgenommen?

Dünne gelten als
- geizig,
- übermotiviert,
- hektisch,
- Kontrollfreaks,
- stressig,
- egoistisch,
-
-
-
-

Wir sehen also, dass die Wahrnehmung der Körperform durchaus nicht so klar ist, wie man es annehmen sollte. Wir haben damit einerseits Ressourcen, die wir für uns nutzen können. Andererseits aber bergen diese Wahrnehmungen auch einige Gefahrenmomente!

Zum einen wirken die negativen Aspekte des Ausgangszustandes als Vermeidungsziele. Wer will schon als faul, unbeherrscht, inkonsequent etc. gelten? Vielleicht wurde gerade ein Diabetes oder es wurden hohe Cholesterinwerte dia-

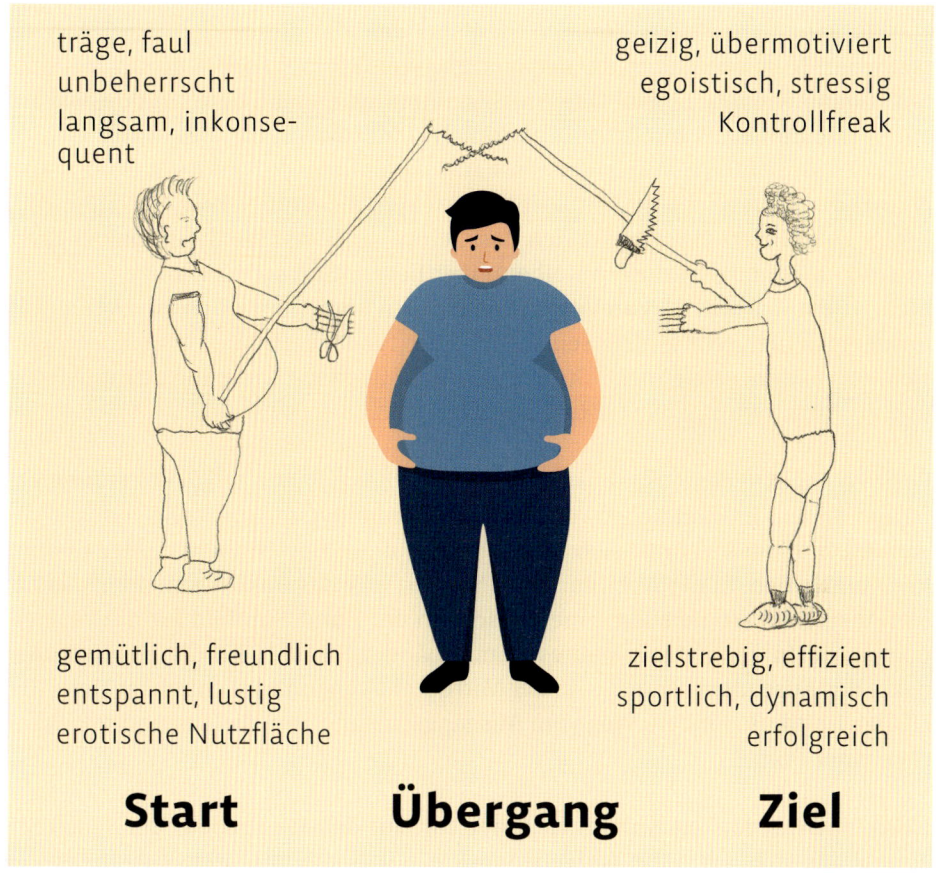

träge, faul		geizig, übermotiviert
unbeherrscht		egoistisch, stressig
langsam, inkonse-quent		Kontrollfreak

gemütlich, freundlich		zielstrebig, effizient
entspannt, lustig		sportlich, dynamisch
erotische Nutzfläche		erfolgreich

Start   Übergang   Ziel

Sowohl mit Übergewichtigen als auch mit schlanken Menschen verbindet man positive wie negative Eigenschaften. Auf dem Weg von dick zu dünn treiben uns die negativen Aspekte des Ausgangszustandes voran, als hätte der Dicke eine Peitsche in der Hand. Zur gleichen Zeit halten uns die positiven Aspekte des Ausgangszustandes zurück, wie Gummibänder, die ebenfalls die Ausgangsfigur in Händen hält. In schwierigen Zeiten können diese die Einstellung „es ist ja eh nicht so schlimm" fördern und das Projekt in Gefahr bringen. Andererseits fördern positive Aspekte des Zielzustandes die Erreichung der Ziele, negative Aspekte blockieren sie.   *Grafik: Evelyn Kollmann*

gnostiziert? Das sind starke Argumente, um rasch abzunehmen und ein entsprechendes Programm in Angriff zu nehmen! „Ich will nicht krank sein" klingt nach einem starken Argument. Es hat nur einen Nachteil: Was kommt stattdessen? Es ist ein Vermeidungsziel. Ein typisches Vermeidungsziel lautet: „Ich möchte nie so sein wie meine Eltern." Kennen Sie jemanden, der dieses Ziel hatte? Ach so, fast jeder! Nun, wie enden die bedauernswerten Menschen, die dieses Ziel hatten? Genau wie ihre Eltern! Oder noch schlimmer! Es gibt viele Gründe, warum ein Vermeidungsziel nur kurz funktioniert. Einer davon ist, dass unser Gehirn mit der Verneinung Schwierigkeiten hat. „Ich will nicht …" lässt im Gehirn erst einmal die zu vermeidende Situation entstehen, die dann verneint werden soll. Klingt kompliziert? Das denkt sich das Gehirn auch und bleibt auf halber Strecke mit einem intellektuellen Kolbenreiber liegen. Und schon wird aus „ich will nicht …" ein „ich will …". Von Vermeidungszielen kann man einen kurzen Impuls mitnehmen, der sehr kräftig sein kann. Aber für längerfristige Projekte eignen sich Vermeidungsziele nicht. Stattdessen benötigen wir Ziele, die attraktiv sind und als Annäherungsziele für uns arbeiten.

Positive Aspekte des Ausgangszustandes haben uns schon lange in diesem verharren lassen. Es sind liebgewonnene Gewohnheiten, die uns sehr vertraut geworden sind, und es fühlt sich „komisch" an, diese Gewohnheiten oder Gedanken aufzugeben. In der Abbildung auf Seite 63 hält das linke Männchen, das für den Ausgangszustand steht, eine Peitsche in der Hand, Sinnbild für die Vermeidungsziele. In der anderen hält es Gummibänder, Sinnbild für die positiven Aspekte des Ausgangszustandes. In der Mitte steht versinnbildlicht unser Held, der Heilige Diätikus, auf dem Weg vom Ausgangszustand zum Zielzustand, z.B. während einer Diät.

Noch einen Gedanken wollen wir Ihnen mit auf den Weg geben: Überlegen Sie einmal für sich, ob die positiven Aspekte des unerwünschten Zustandes ein Selbstschutz sein könnten vor Anfeindungen? Wir behaupten nicht, dass es bei Ihnen so wäre. Wir wissen nur, dass dies schon mehrfach Betroffene berichtet haben. Wer in der Gesellschaft als unbeherrscht und faul gilt, fühlt sich schnell als kompletter Versager. Was objektiv fast nie stimmt, aber gegen dieses Gefühl kann man sich schlecht wehren. Es liegt also nahe, auch positive Aspekte zu finden und für sich hochzuhalten. Wie wir schon gesehen haben, hält uns das aber vom Erfolg ab.

Auf der anderen Seite steht das Männchen, das den Zielzustand darstellt. Mit den positiven Aspekten des Zielzustandes zieht es den Heiligen Diätikus zu sich heran (Gummibänder) und gleichzeitig treibt es ihn mit den negativen Aspekten (Peitsche) wieder zurück.

Gibt es während der Diät Probleme, ist die Gefahr hoch, dass der Ausgangszustand als „eh nicht so schlimm" empfunden wird und die Gummibänder enger gezogen werden. Das Gegenmittel dazu ist die Peitsche des Ausgangszustandes, gepaart mit den Gummibändern des Zielzustandes!

Wer also ein Problem damit hat, als fett, faul und unbeherrscht zu gelten, andererseits aber die Schlanken für hypersensible Angeber hält, die mit ihrem tollen Körper immer nur angeben, der läuft Gefahr, mit ständigen Widersprüchen kämpfen zu müssen! Zu viel Abnehmen geht nicht, denn dann ist die Gefahr groß, selbst als Angeber zu gelten. Unsere Aufgabe besteht also darin, die Gummibänder des dicken Manderls zu durchtrennen, also zwischen der Startsituation und der Übergangsphase die Peitsche des schlanken Manderls unschädlich zu machen, also zwischen Übergangsphase und Zielsituation.

Und das führt uns zu einer großen Falle für alle, die abnehmen oder glücklich werden wollen, nämlich das Problem der sich widersprechenden Ziele.

Das Problem der sich widersprechenden Ziele

Während eines dreitägigen Seminars in Hessen, das ich (Bernhard) für Land- und Forstwirte gehalten hatte, wurden alle möglichen Aspekte einer gesundheitsförderlichen Lebensführung privat und im Betrieb erarbeitet. Gegen Ende des Seminars merkte ein Teilnehmer in etwa Folgendes an: „Aber wenn ich abnehmen möchte und das umsetze, was du mir sagst, dann kann ich nicht mehr jeden Tag nach der Arbeit auf zwei bis drei Bier gehen!" Ich wäre fast geplatzt. Vor Freude! Endlich hat jemand verstanden, was ich sagen möchte! Wenn ich immer zwischen diesen beiden Möglichkeiten hin und hergerissen bin, wie soll ich dann jemals ein Ziel erreichen? Geschweige denn glücklich werden? Ganz im Gegenteil, es ist vorprogrammiert, dass es mir schlecht geht und ich unzufrieden bin! Andere wollen richtig viel im Beruf leisten und gleichzeitig ausgeschlafen sein. Törööööö ... das wird sich schwer vereinbaren lassen. Andere wollen eigentlich geliebt, aber auch geachtet werden. Wieder andere wollen erfolgreich sein, aber keine Verantwortung für sich und ihr Leben übernehmen.

Wer sich widersprechende Ziele verfolgt, schwächt sich selbst und macht sich unglücklich. Daher ist es wichtig, sich bewusst zu machen, dass viele Menschen sich widersprechende Ziele in sich tragen, ja dass dies eigentlich normal ist. Mit diesem Wissen können Sie sich auf die Suche machen, Ihre eigene Suchmaschine starten und sich widersprechende Ziele identifizieren.

Bedeutung beim Abnehmen

Beim Abnehmen spielen rein physiologisch betrachtet drei verschiedene Aspekte eine Rolle: Kalorienzufuhr, Kalorienverbrauch, Zusammensetzung der Nahrung.

Kalorien

Für die Kalorienzufuhr gilt, dass man ca. 7.000 kcal an Energie einsparen muss, um 1 kg Fett abzubauen. Nach der Abnehmphase ist eine geringere Kalorienzufuhr einzuhalten als vor dem Abnehmen. Es ist entscheidend zu überlegen, wie man nach dem Abnehmen weniger Kalorien zu sich nehmen kann, ohne Hunger zu leiden und ohne ständigen Verzicht.

Körperliche Aktivität

Zugleich muss die körperliche Aktivität gesteigert werden. Verschiedene Studien haben ergeben, dass die meisten Menschen fünf Jahre nach einer Diät wieder ihr Ausgangsgewicht erreicht haben. Oder mehr. Ausgenommen davon sind Menschen, die sich regelmäßig bewegen. Dabei gilt, dass pro Woche ca. 2.000 kcal durch körperliche Aktivität verbrannt werden sollen. Wer das schafft, hat die größten Chancen, sein reduziertes Gewicht zu halten. Wie wird man nach der Abnehmphase mehr Aktivität in sein Leben einbauen? Am besten funktioniert es, wenn man bereits vor dem Start die Änderungen plant und konkretisiert und eine klare Vorstellung davon hat, wie gut man sich dann fühlt!

Ego-Entwicklung

Wie wir später noch sehen, spielt die Entwicklung des eigenen Egos eine wichtige Rolle, und zwar nicht nur zur Erreichung des Zieles, sondern auch und vor allem beim Halten des Zielgewichtes. Es gilt, Versuchungen zu widerstehen und auch den Mut aufzubringen, mit dem neuen Körperbild in der öffentlichen Aufmerksamkeit zu stehen. Nun ist man nicht mehr die gemütliche Person, die für jeden Spaß zu haben ist, sondern lehnt wohlgemeinte

Angebote auf ein Stück Kuchen oder ein Bier ab. Das ist sehr ungewohnt für die Menschen in der näheren Umgebung! Wer jetzt nicht zu sich steht und sein Ding durchzieht, hat schlechte Karten! Auch jetzt können stressreiche Situationen zu Schwierigkeiten und mentaler Erschöpfung führen. Rückfälle sind die Folge. Und es fühlt sich am Anfang ausgesprochen eigenartig an, nein zu sagen!

Die Reise

Stellen Sie sich vor, Sie wollen in den Urlaub fahren und gehen ins Reisebüro. Die erste Frage des Reisevermittlers wird nicht sein: Wie viel wollen Sie ausgeben? Oder: Wie schnell wollen Sie dort sein? Die erste Frage wird sein: Wo wollen Sie hin? Dann kommt die Frage nach Zeitpunkt der Ab- und Anreise, Kosten, Sonderwünschen etc. Bei der Frage nach dem Ziel ist ein konkreter Ort gefragt, nicht die Entfernung zum Startpunkt. Wie weit Sie fliegen wollen, spielt eine untergeordnete Rolle. Es interessiert, wo Sie hinwollen und warum. Strandurlaub, Abenteuer, Kultur? Was erwarten Sie sich von Ihrem Urlaub, was wollen Sie dort tun? Es wird rasch klar, dass der Weg ans Urlaubsziel wichtig ist und gut geplant sein will. Das wirklich Entscheidende aber ist, was Sie machen wollen, wenn Sie erst einmal angekommen sind! Denn das entscheidet darüber, wie Sie die Reise planen, welche Medikamente Sie einpacken, ob und gegen welche Krankheiten Sie sich impfen lassen, welchen Sonnenschutz, Regenkleidung oder Strandsachen. Vielleicht wollen Sie ein paar Worte der Landessprache lernen, Routen planen, etwas über die Geschichte des Landes lernen etc. All das muss bis zur Abreise erledigt sein, damit es zur Verfügung steht, wenn die Reise angetreten ist.

Eine ganz ähnliche Situation finden auch wir bei unserem Projekt „Körperoptimierung" vor.

Als erstes muss klar sein, was Ihr Zielgewicht ist. Und warum. Bis wann wollen Sie das Zielgewicht erreicht haben (wann hebt das Flugzeug ab)? Mit der Frage, wie man auf eine gute Einschätzung kommt, beschäftigen wir uns später. Mit dem Zielgewicht oder der gewünschten Körperform oder Körperzusammensetzung wird der Plan erstellt. Pro Monat können 1 bis 2 kg abgenommen werden. Mehr ist mit Crash-Diäten möglich, wenn das gewünscht und gut überlegt ist. Studien zeigen immer wieder, dass rasche Erfolge am Anfang einer Abnehmphase zu mehr und dauerhafterem Gewichtsverlust führen. Welche Faktoren sind nötig, um dieses Ziel zu erreichen? Und was wollen Sie dann tun, was Sie jetzt nicht tun können? Warum ist es Ihnen so wichtig, Gewicht zu „verlieren"?

SMART-Ziele

Ziele sollten als SMART-Ziele definiert sein:

S: Spezifisch (Zielgewicht, abzunehmende Kilos, abzunehmender Körperfettanteil, Bauchumfang).

M: Messbar. Sich vorzunehmen, „ich will beweglicher sein", ist problematisch, denn das Ziel kann nie erreicht werden oder schon nach fünf Minuten erreicht sein.

A: Ausführbar. (Stammt vom englischen „achievable"; die Übersetzung „erreichbar" wäre besser, geht aber nicht, da das „A" erhalten bleiben muss. In deutschen Texten wird oft „attraktiv" verwendet, aber das ist eine ganz andere Qualität, auf die wir später zu sprechen kommen.)

R: Realistisch. Alles andere führt zu Frustration.

T: Terminisiert. Eine zeitliche Begrenzung ist wichtig, um die Motivation zu fokussieren.

Es gibt einen bestimmten Zeitpunkt, bis wann gewisse Dinge zu erledigen sind. Was genau zu erledigen ist, muss genau definiert sein. Damit kann man jederzeit überprüfen, ob man auf dem richtigen Weg ist, um das selbst gesteckte Ziel zu erreichen. Um nötigenfalls korrigieren zu können.

Teilziele und die Belohnung

Ein großes Ziel kann leichter erreicht werden, wenn es in kleinere Teilziele zerlegt wird. Auch Teilziele sollten als SMART-Ziele definiert sein, um klar und überprüfbar zu sein. Und jetzt kommt das Wichtigste: Jedes Mal, wenn Sie ein Teilziel erreichen, belohnen Sie sich dafür! Es muss nicht gerade ein Stück Torte sein! Sehen Sie in der Analyse Ihres Zufriedenheitspotentials nach.

Der Vertrag

Wenn das Ziel gefunden ist, schließen Sie einen Vertrag mit sich selbst! Einen schriftlichen und verbindlichen Vertrag. Das Ziel ist dabei als SMART-Ziel definiert, mit Datum, so spezifisch wie möglich, messbar, ausführbar (in deutschen Texten wird das englische „achievable" meist mit „attraktiv" übersetzt, es bedeutet aber eher erreichbar, was wir hier mit ausführbar wiedergeben), realistisch, mit einem Enddatum.

Unterschreiben Sie den Vertrag mit sich selbst!

Und hängen Sie ihn irgendwohin, wo Sie ihn täglich sehen.

Dadurch erreichen Sie auch Ihr Unbewusstes und können auf dessen Hilfe zählen.

Wenn Sie keinen passenden Ort finden, wo Sie den Vertrag aufhängen können, dann stecken Sie ihn in Ihre Geldbörse oder in den Aktenkoffer oder in ein verschlossenes Kuvert auf dem Schreibtisch. Wichtig ist, dass Sie immer wieder an den Vertrag erinnert werden.

Das große Ziel

Nun ist also das große Ziel definiert und in Teilziele zerlegt, in guter SMART-Manier sind Belohnungen für das Erreichen jedes Teilzieles ausgesetzt. Nun kann es losgehen.

Das Erreichen des Zieles wird oft verglichen mit dem Erreichen eines Berggipfels. Nach langer Müh, mit viel Ausdauer und schwierigen Passagen steht man nun müde aber glücklich am höchsten Punkt des Berges, sieht hinunter ins Tal und ist einfach nur glücklich. Unendlich glücklich und dankbar. Ist es der herrliche Blick, die unendliche Freiheit, der tiefblaue Himmel, das Gefühl, sich selbst überwunden oder sogar übertroffen zu haben? Es ist diese tiefe Befriedigung, das bekommen zu haben, was man sich so sehr ersehnt hat. Und dieses Gefühl gilt es nun auszukosten. So lange und intensiv wie möglich!

Nach einer zünftigen Jause (die man immerhin selbst heraufgeschleppt hat) geht es nun an den Abstieg. Von nun an geht es bergab! Und oft ist der Abstieg nicht attraktiv, sondern beschwerlich. Das hat man nun davon, am Gipfel gewesen zu sein! Einen Elendshatscher zurück ins Tal. Dorthin, wo man hergekommen ist. Das war's!

Instinktiv denken wohl viele Leute nach dem Erreichen des Gipfels vor allem an den Abstieg. Und daher ist auch das Zielgewicht nur kurz erreicht, denn hier endet der attraktive Teil der Reise. Und das macht das vermeintlich große Ziel nur zu einem weiteren Teilziel.

Denn die wirkliche Frage lautet: Was kommt danach? Der nächste Gipfel? Ja gut, aber wieso?

Die Vision

Es muss noch etwas kommen. Etwas richtig Großes. Und das kann kein SMART-Ziel sein, denn ein SMART-Ziel hat ja ein Ablaufdatum. Wir erinnern uns, dass den Bergsteiger das Gefühl, am Gipfel zu stehen, aus verschiedensten Gründen in eine Hochstimmung versetzt. Es ist aber nicht nur das Gefühl, dort oben zu sein. Ganz im Gegenteil, nur die geleistete Überwindung gibt dem Erlebnis seinen wirklichen Wert. Eine geringe Anstrengung kann dieses Gefühl nicht bieten! Und der Bergsteiger wird alles tun, dieses Gefühl immer wieder zu fühlen!

Wir müssen deswegen nicht jedes Wochenende auf einen Berg marschieren, wenn wir daran keinen richtigen Spaß haben. Für unseren dauerhaften Erfolg ist es DER absolute Faktor, so ein Hochgefühl zu entwickeln. Worin das besteht, das findet jeder für sich selbst heraus. Nur eine persönliche Vision ist stark genug, um ausreichend attraktiv zu sein, um unsere ganze Aufmerksamkeit zu binden und auf das Erreichen unserer Ziele zu fokussieren. Das positive Bild des Zielzustandes – gemeinsam mit einer klaren Idee der eigenen Zufriedenheitsfaktoren – ist die wichtige Grundlage, um eine eigene Vision zu entwickeln.

Wie wir sehen werden, geht es bei der Vision vielmehr darum, ein neues Lebensgefühl zu spüren, es schon jetzt in Gedanken zu erleben und tief in sich zu spüren, um es dann einfach – zu tun!

Audio 3: Mein neues Körpergefühl

◉ Hören Sie die Traumreise „Mein neues Körpergefühl". Hören Sie die Traumreise mindestens zehnmal, um das Gefühl zu festigen. Die Datei können Sie hier herunterladen:

 https://www.wdsso.com/audio3

Fett

Fett steht in Verdacht, dass es zu Übergewicht führt, weil es viele Kalorien hat. Prinzipiell ist das auch richtig, wer viel Fett isst, nimmt zu (auch hier gilt: das kommt ganz darauf an, aber wir wollen uns nicht in vielen Details verlieren). Eine hohe Fettaufnahme kann aber nicht nur zu Übergewicht führen, sie kann auch vor Herzinfarkt schützen! Wie das gehen soll? Fett ist nicht gleich Fett, und das wollen wir uns jetzt ein wenig genauer ansehen. Lassen Sie uns einen kleinen Ausflug in die Welt der Chemie unternehmen. Stellenweise wird es ein wenig komplizierter. Wir wollen uns hier sehr bewusst dem Credo entgegenstellen, alles möglichst einfach zu machen, und stattdessen zeigen, dass das Thema Fett so ohne nicht ist.

Fettsäuren

Der Kohlenstoff nimmt eine ganz eigene Stellung unter den Elementen ein: Er kann sich mit anderen Kohlenstoffatomen fast beliebig verknüpfen und damit die skurrilsten und bizarrsten Strukturen formen. Kohlenstoff kann auch lange Ketten bilden, an die alle möglichen chemischen Veränderungen angefügt werden können.

Gesättigte Fettsäuren

Die einfachsten Fettsäuren sind die gesättigten Fettsäuren. Sie haben unterschiedliche Längen und reichen von „kurzkettigen Fettsäuren" (wenige Kohlenstoffatome, wie z.B. Essigsäure, Propionsäure, Buttersäure) über „mittelkettige Fettsäuren" (ca. 10 Kohlenstoffatome, vor allem in Kokosöl) bis zu „langkettigen Fettsäuren" (bis zu 22 Kohlenstoffatome).

In der nachfolgenden Abbildung ist beispielhaft die Stearinsäure dargestellt, die eine Länge von 18 C-Atomen hat. Sie ist eine der häufigsten Fettsäuren in tierischen Organismen.

Stearinsäure ist eine der häufigsten Fettsäuren in tierischen Organismen.

Die langen Kohlenstoffketten können sich eng aneinanderlegen und miteinander interagieren. Dabei werden keine echten chemischen Verbindungen geknüpft, sondern die „Van-der-Waals-Kräfte" wirken zwischen den Ketten und halten sie zusammen.

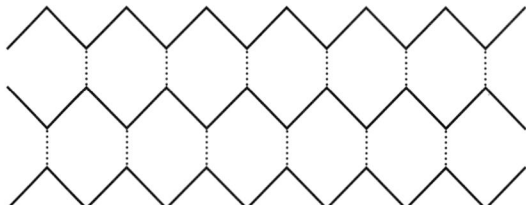

Kohlenstoffketten werden durch Van-der-Waals-Kräfte zusammengehalten und können damit große dreidimensionale Netzwerke bilden.

Wenn viele Ketten so zusammengehalten werden, dann bilden sie ein großes Netzwerk, das bei Raumtemperatur fest ist. Stearinsäure bildet so feste Netzwerke, dass sie für die Herstellung von Kerzen verwendet werden kann! Palmfett ist reich an mittelkettigen gesättigten Fettsäuren und wird daher gerne für die Herstellung von knackig fester Schokolade verwendet, die erst im Mund bei relativ hoher Temperatur schmilzt. Alle Fette, die bei Raumtemperatur fest sind, enthalten mittel- bis langkettige gesättigte Fettsäuren.

Übrigens werden mittelkettige Fettsäuren nur relativ schlecht verstoffwechselt, und das ist der Grund dafür, warum sie derzeit so beliebt sind. Große Kritik gegen den Einsatz dieser Fette kommt aber von Umweltschützern, denn für die Palmplantagen werden große Regenwaldflächen abgeholzt.

Neben den gesättigten Fettsäuren gibt es die große Gruppe der ungesättigten Fettsäuren.

Einfach ungesättigte Fettsäuren

Eine chemische Veränderung in der Kohlenstoffkette ändert die Eigenschaften der Fettsäuren. Nun ist die Kette nicht mehr gerade, sondern bekommt einen „Knick", wie unsere nächste Abbildung zeigt. Dadurch können die Fettsäureketten nicht mehr so leicht miteinander in Wechselwirkung treten. Ungesättigte Fette sind daher bei Raumtemperatur flüssig und nicht fest, wie die gesättigten Fette. Ölsäure hat beispielsweise 18 Kohlenstoffatome, und hier sehen wir bereits, dass die Welt der Fette durchaus kompliziert ist! Ohne die chemische Veränderung nämlich handelt es sich um Stearinsäure, die selbst bei hohen

Temperaturen noch fest ist und in höheren Mengen Arteriosklerose fördert. Ein einziges Enzym kann an einer bestimmten Position eine sogenannte Doppelbindung einfügen. Dadurch entsteht Ölsäure, die häufigste Fettsäure im Olivenöl, die nach aktuellen Erkenntnissen vor Herzinfarkt schützen kann. Ein interessantes Faktum ist, dass sich die Doppelbindung genau an Position 9 befindet, wenn man vom Omegaende aus zählt, also von der Seite, die dem Säurerest gegenüberliegt (in unserer Abbildung mit der Nummer 1 bzw. ω gekennzeichnet). Daher wird Ölsäure als Omega-9-Fettsäure bezeichnet. Ihr Siedepunkt liegt bei 360° C, sie kann also sehr

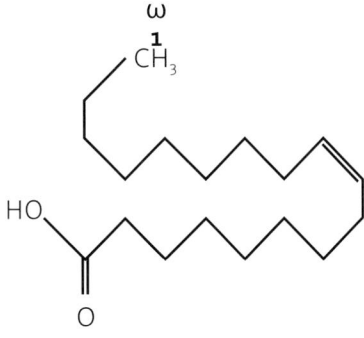

Ölsäure ist eine häufige Omega-9-Fettsäure mit 18 Kohlenstoffatomen.

hoch erhitzt werden. Dabei reagiert sie allerdings mit Sauerstoff, sie oxydiert. Und zwar ganz besonders an der Doppelbindung. Dadurch ändern sich die chemischen Eigenschaften des Fettes neuerlich.

Welchen positiven Einfluss Olivenöl oder Nüsse auf die Herzgesundheit haben können, wurde in der sehr viel beachteten spanischen PREDIMED-Studie gezeigt. Über 7.000 Teilnehmer wurden dabei in verschiedene Ernährungsgruppen eingeteilt. Eine Gruppe ernährte sich nach westlicher Manier, eine andere Gruppe mit mediterraner Kost. Eine weitere Gruppe erhielt zur mediterranen Kost wöchentlich einen Liter Olivenöl pro Familie, und in der letzten Gruppe erhielten die Teilnehmer täglich 30 g eines Nussmixes, später 60 g täglich. Interessanterweise wiesen die Teilnehmer aus den Gruppen mit mediterraner Kost und Olivenöl oder Nüssen kein erhöhtes Risiko für Herzinfarkt auf, selbst wenn sie eine genetische Variante trugen, die für Herzinfarkt prädestiniert. Und das galt sogar für übergewichtige Menschen! Wir sehen, dass eine allzu große Sorge vor Fett in der Ernährung nicht angebracht ist, solange es eine hohe Qualität aufweist und nicht unmäßig konsumiert wird.

Mehrfach ungesättigte Fettsäuren (PUFA)

Nun wird es noch ein wenig komplizierter, aber gemeinsam bewältigen wir diese spannende Herausforderung!

Sie haben bestimmt schon davon gehört, wie wichtig mehrfach ungesättigte Fettsäuren sind. Mehrfach ungesättigte Fettsäuren werden in die Gruppen der

Omega-6- und Omega-3-Fettsäuren eingeteilt. In welche Gruppe eine Fettsäure fällt, entscheidet sich danach, an welcher Stelle die letzte von mehreren Doppelbindungen sitzt. Das klingt nach Haarspalterei, aber es beeinflusst wesentlich, wie eine Fettsäure in bestimmten Situationen verstoffwechselt wird.

Was schon die Kelten wussten

Arachidonsäure ist eine Omega-6-Fettsäure, die aus Vorstufen synthetisiert oder mit tierischer Nahrung aufgenommen wird. Bestimmte Enzyme, nämlich die Cyclooxygenasen, wandeln die Arachidonsäure in ein Hormon aus der Klasse der Prostaglandine um. Diese Hormone fördern Entzündungen und Schmerzempfinden im Körper, und sie können auch Fieber auslösen. Wer häufig Schmerzen hat und gerne Fleisch ist, sollte seine Ernährung also überdenken! Eine Möglichkeit, die Umwandlung von Arachidonsäure in Prostaglandine zu unterbinden, besteht in der Hemmung der Cyclooxygenasen. Schon die Kelten kannten ein wirksames Schmerzmittel, ohne den Wirkmechanismus zu kennen. Sie kochten die Rinde von Weiden in Wasser und gaben es den Patienten zu trinken. In der Weidenrinde befindet sich eine Substanz, die heute noch wirksam und sehr beliebt ist: die Salizylsäure! Das bekannteste Medikament, das Salizylsäure enthält, ist Aspirin. Es blockiert die Umwandlung von Omega-6-Fettsäuren in entzündungsfördernde und schmerzauslösende Hormone. Omega-3-Fettsäuren hingegen können über verschiedene Mechanismen die Umwandlung von Arachidonsäure zu Prostaglandin hemmen.

Es lohnt sich also, einen genaueren Blick auf die Welt der mehrfach ungesättigten Fettsäuren zu werfen. Keine Sorge, der Chemieunterricht ist damit auch schon wieder vorbei.

Omega-6-Fettsäuren

Omega-6-Fettsäuren sind wichtig und wir benötigen sie für unseren Körper. Wie wir bereits gesehen haben, können sie in größerer Menge aber auch zu unangenehmen Nebenwirkungen führen. Leider lesen wir auf Lebensmittelverpackungen fast immer nur „mehrfach ungesättigte Fettsäuren", ohne weitere Erklärung. Daher wollen wir Sie über ein paar Zusammenhänge aufklären, die Sie selten zu lesen bekommen.

Wir haben bereits zwei Fettsäuren kennen gelernt, die aus 18 Kohlenstoffatomen bestehen: die Stearinsäure und die Ölsäure. Die Stearinsäure ist ein stäbchenförmiges Molekül, das durch spezielle Bindungen mit anderen Molekülen sehr stabile Netzwerke bildet. Befindet sich eine Doppelbindung an der Position ω-9, dann ändern sich die Eigenschaften der Fettsäure. Sie wird nun Ölsäure genannt. Ölsäure kann nicht solch stabile Netzwerke ausbilden und ist bei Raumtemperatur flüssig. Zudem hat sie positive gesundheitliche Wirkungen, die für die Stearinsäure nicht nachgewiesen werden konnten. Wird der Ölsäure eine weitere Doppelbindung

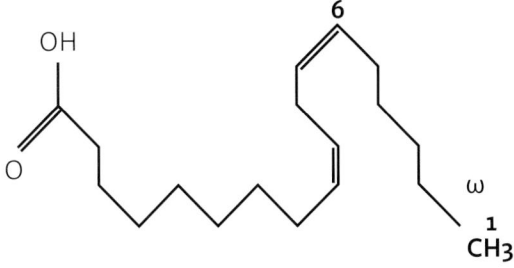

Linolsäure ist eine Fettsäure mit 18 Kohlenstoffatomen und zwei Doppelbindungen, wobei eine an Position 6 liegt.

hinzugefügt, dann befindet sich diese an Position 6. Wir haben nun eine Omega-6-Fettsäure mit dem Namen Linolsäure (siehe Abbildung). Linolsäure ist eine essentielle Fettsäure, die wir selbst nicht herstellen können und daher mit der Nahrung aufnehmen müssen. Aus Linolsäure werden z.B. die Ceramide gemacht, die für die Feuchtigkeit der Haut wichtig sind. Ausgehend von der Linolsäure werden weitere Fettsäuren hergestellt, entweder durch weitere Modifikationen oder durch die Verlängerung der Fettsäure mit zwei weiteren Kohlenstoffatomen. Im Allgemeinen sagt man den Omega-6-Fettsäuren nach, dass sie entzündliche Prozesse fördern. Chronische Entzündungen können viele Erkrankungen fördern, angefangen von der Insulinresistenz bis hin zum Typ-2-Diabetes, aber auch Gelenkentzündungen, Muskelschmerzen und anderes. Andererseits werden sie für wichtige Prozesse im Körper benötigt. Ganz besonders die Arachidonsäure, die aus Linolsäure gebildet wird, wird zu entzündungsfördernden Hormonen umgebaut. Auf Omega-6-Fettsäuren zu verzichten, ist nicht nur fast unmöglich, sondern auch unsinnig. Um ihre entzündungsfördernde Wirkung zu reduzieren, sollte man daher Omega-3-Fettsäuren verstärkt zu sich nehmen.

Omega-3-Fettsäuren

Fügen wir der Linolsäure noch eine weitere Doppelbindung hinzu, dann erhalten wir die dreifach ungesättigte α-Linolensäure (ALA, siehe Abbildung auf der nächsten Seite). ALA ist eine essentielle Fettsäure, die benötigt wird, um noch langkettigere Omega-3-Fettsäuren zu bilden (EPA und DHA, die vor allem im Kaltwasserfisch vorkommen). Besonders interessant ist dabei, dass dieselben Enzyme, die aus Linolsäure die Arachidonsäure herstellen, auch ALA verlängern und so die langkettigen Fettsäuren EPA und DHA herstellen. Diese wiederum

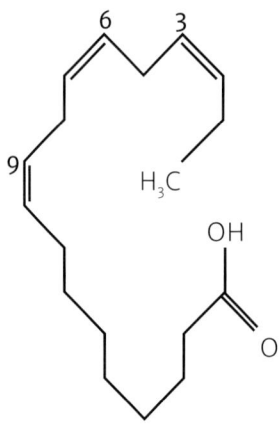

α-Linolensäure ist eine
C18-Omega-3-Fettsäure
mit 3 Doppelbindungen.

wirken entzündungshemmend. Mit anderen Worten, wer viel ALA zu sich nimmt, blockiert die Herstellung von entzündungsförderlichen Prostaglandinen indem sie

– die Enzyme für sich beanspruchen, die nun nicht mehr Arachidonsäure herstellen können,
– ALA zur Synthese der Fettsäure EPA führt, die wiederum in Hormone umgebaut wird, die diese Enzyme blockieren.

Doppelter Jackpot!

Durch ihre Struktur sind Omega-3-Fettsäuren bereits bei niedrigen Temperaturen flüssig. Sie werden in Zellmembranen eingebaut, halten sie elastisch und beeinflussen die Funktion wichtiger Proteine, die in die Zellmembranen eingelagert sind. Man geht davon aus, dass Menschen älter werden und dabei gesünder bleiben, wenn sie einen relativ hohen Omega-3-Fettsäureanteil in den Membranen tragen. Um dies zu messen, wird der Anteil an Omega-3-Fettsäuren in den Membranen von roten Blutkörperchen gemessen und als „Omega-3-Index" angegeben. Dabei werden die beiden langkettigen Omega-3-Fettsäuren EPA und DHA berücksichtigt.

EPA und DHA: Fettsäuren nur aus Fisch?

Durch Verlängerung der C18-Omega-3-Fettsäure ALA um zwei weitere Kohlenstoffatome und das Einführen von zwei weiteren Doppelbindungen entsteht Eicosapentaensäure (EPA). Der Name steht für zwanzig (eikós), pentaen bedeutet, dass EPA fünf Doppelbindungen trägt. Eine Verlängerung um zwei weitere Kohlenstoffatome und einer Doppelbindung bringt schließlich DHA hervor. Docosahexaensäure ist eine Fettsäure mit 22 Kohlenstoffatomen und sechs Doppelbindungen. Man kann EPA und DHA stark kühlen und sie bleiben dennoch flüssig. Das ist auch ein wichtiger Grund, warum Kaltwasserfisch so reich an diesen beiden Fettsäuren ist. Stellen Sie sich einen Fisch vor, der vor allem gesättigte Fettsäuren einlagert. Bei niedrigen Temperaturen wäre er steif und unbeweglich wie ein Block Butter im Kühlschrank!

„Du bist, was du isst" trifft bei den Fetten durchaus zu. Je mehr hochwertige Omega-3-Fettquellen man zu sich nimmt, desto höher ist der Omega-3-Index. Während in unseren Breiten die meisten Menschen mit weniger als 4 % Omega-3-Fettsäuren in roten Blutkörperchen ihr Leben fristen, sind Menschen mit einem Omega-3-Index von über 8 % am besten vor Herz-Kreislauf-Erkrankungen geschützt.

Machen Sie einen Ölwechsel!

Fahren Sie Auto? Dürfen wir Sie fragen, wie viel Benzin oder Diesel Sie im Monat ungefähr verbrauchen?

- ☐ bis 50 Liter
- ☐ zwischen 50 und 100 Liter
- ☐ über 100 Liter

Da wir schon davon reden, wie hoch ist der Verbrauch Ihres Autos pro 100 km im Überlandverkehr?

- ☐ weniger als 5 Liter
- ☐ mehr als 5, aber weniger als 8 Liter
- ☐ mehr als 8 Liter

Der Motor Ihres Autos verbrennt Treibstoff, indem Sauerstoff explosionsartig mit dem Benzin (oder Diesel) verbrennt und dabei Kraft freisetzt. Bei der Verbrennung entsteht CO_2. Dasselbe leisten übrigens die kleinen Zellkraftwerke, die Mitochondrien, in jeder Sekunde in jeder Zelle. Um den Treibstoff vom Tank zum Motor zu transportieren, wird eine Pumpe in die Treibstoffleitung zwischen Tank und Motor eingebaut. Der Motor muss, um gut zu funktionieren und keinen Schaden zu nehmen, mit Motoröl geschmiert werden. Nun sind Sie wieder gefragt: Was darf ein Liter Motoröl bei Ihnen kosten?

- ☐ 8–12 €
- ☐ 13–20 €
- ☐ 21–80 €

Sollten Sie dieses Detail nicht kennen, dann fragen Sie den Mechaniker Ihres Vertrauens. Es lohnt sich!

Besonders bei Hochleistungsmotoren werden häufig Spezialöle verwendet, die z.B. hohen Druck aushalten oder länger stabil bleiben. Oder man wählt ein Öl mit geringer Viskosität, um den Motor zu schonen. Das kann rasch ins Geld gehen! Und mit den vorgeschriebenen Ölwechseln wollen wir erst gar nicht anfangen!

Die Pumpfunktion in unserem Körper übernimmt das Herz. Haben Sie sich schon einmal gefragt, wie viel Blut das Herz pro Tag pumpt?

☐ 800 Liter
☐ 8.000 Liter
☐ 12.000 Liter

Das ist gar nicht so leicht zu beantworten! Wir haben eine klare Vorstellung, wie hoch der Verbrauch unserer Autos ist, aber fast niemand hat sich darüber Gedanken gemacht, was das Herz zu leisten hat! Wir wollen Sie nicht weiter auf die Folter spannen, die mittlere Antwort ist richtig. Hätten Sie gedacht, dass das Herz so viel Blut jeden Tag pumpt? Bei sportlichen Menschen noch mehr! Rechnen Sie sich spaßeshalber einmal aus, was das pro Monat, pro Jahr oder in 80 Lebensjahren ausmacht! Auch wenn Kinder und Senioren weniger Pumpleistung aufweisen, so können wir doch einen entsprechenden Mittelwert über das Leben annehmen.

Und nun noch zu einer wichtigen Frage:
Wie viel kostet bei Ihnen ein Liter Salatöl?
☐ 3–8 €
☐ 9–15 €
☐ 16–40 €

Auch wenn Sie schon längst erahnen, worauf das Ganze abzielt, seien Sie schonungslos ehrlich zu sich selbst! Sie kommen sich andernfalls ja doch auf die Schliche!

Wir erleben immer wieder die typischen Antworten: Mann/Frau benötigt 50–100 Liter Treibstoff bei einem durchschnittlichen Verbrauch unter 9 Liter/100 km. Das Motoröl ist für Normalbürger meist im Bereich zwischen 13 und 20 € oder 21 und 50 € angesiedelt. Dass das Herz täglich 8.000 (bis zu 10.000) Liter Blut pumpt, ist so gut wie unbekannt. Dafür darf aber das Salatöl in über 80 % der von uns erhobenen Fälle nicht mehr als 8 € kosten!

Fassen wir kurz zusammen: Damit das Auto, das nach ein paar Jahren verkauft wird, den Wert behält, wird teures Öl verwendet. Das Herz, das jeden Tag und jede Nacht eine riesige Menge Blut pumpt, wird mit billigem Öl abgespeist. Der Zusammenhang wundert Sie? Wir haben oben gesehen, dass Omega-3-Fettsäuren und mehrfach ungesättigte Fettsäuren das Herz schützen.

Wobei manche Studien diese Erkenntnis ins Wanken gebracht, andere Studien dies aber wieder bestätigt haben.

Und nicht nur das, auch ein Einfluss auf die Entwicklung des Gehirns konnte nachgewiesen werden. Immerhin beträgt der Anteil von DHA an den Hirnfettsäuren bis zu 30 %! Eine Unterversorgung kann möglicherweise Demenz fördern. Es gibt eine genetische Variante, die ein erhöhtes Risiko birgt, an Alzheimer zu erkranken. Träger der sogenannten ApoE4-Variante (Apo = Apolipoprotein) sind davon betroffen. In Laborversuchen wurde gezeigt, dass Mäuse, die diese Genvariante statt ihres „normalen" ApoE-Gens trugen, weniger DHA ins Gehirn transportierten und damit weniger DHA im Gehirn aufwiesen. Diese Mäuse zeigten häufiger Zeichen einer Demenz als ihre Geschwister mit der normalen Variante. Gezieltes Füttern mit DHA konnte diesen Effekt reduzieren. Auch im Fettgewebe von Mäusen mit der ApoE4-Variante befanden sich deutlich weniger Omega-3-Fettsäuren als in Trägern der anderen Varianten.

Die Umstellung einer Ernährung, die reich an gesättigten Fettsäuren ist, hin zu einer Ernährung, die reich an Omega-3-Fettsäuren ist, beeinflusst auch die Darmflora positiv.

In einem sehr schönen Versuch, der am Institut INRA in Rennes durchgeführt wurde, erhielten Hühner, Schweine und Rinder entweder konventionelles Futter aus Mais, Weizen und Soja, das reich an Omega-6-Fettsäuren ist, oder die Tiernahrung wurde mit aufbereiteten Leinsamen veredelt, der reich an Omega-3-Fettsäuren ist. Im Fleisch, der Milch (und der daraus hergestellten Butter) und den Eiern stieg das Verhältnis von ω-6 zu ω-3 drastisch an. Die Forscher rekrutierten eine Gruppe menschlicher Probanden, die Fleisch, Milch, Butter, Käse, Wurst und Eier von konventionell gefütterten Tieren erhielten, und eine andere Gruppe, die exakt die gleichen Nahrungsmittel in derselben Menge erhielt, allerdings von traditionell (ω-3-reich) gefütterten Tieren. Nach wenigen Wochen war auch im Blut der Probanden eine Verschiebung zugunsten der Omega-3-Fettsäuren nachzuweisen!

Mittlerweile konnte auch gezeigt werden, dass Omega-3-Fettsäuren (bzw. die daraus hergestellten Hormone) die Größe der Fettzellen reduzieren (was sehr günstig für die Insulinwirkung ist) sowie die Menge an Fettgewebe und das Körpergewicht reduzieren. In einer Studie an über 1.000 Menschen war vor allem die Menge an aufgenommener ALA (Alpha-Linolensäure) mit reduziertem Körperfett assoziiert. Je mehr ALA aufgenommen wurde, desto weniger Körperfett wurde gemessen.

In einer anderen Studie wurde bei Ratten gezeigt, dass Fischöl die Menge an Viszeralfett reduziert. Sie erinnern sich, dass Viszeralfett Hormone herstellt, die negative Effekte auf die Insulinwirkung haben. Als Ergebnis dieser Studie blieb das Gewicht der Ratten zwar gleich, aber das schädliche Viszeralfett war reduziert. Die Übertragung von Daten aus Studien mit Nagern auf den Menschen kann zwar Hinweise auf ein mögliches Ergebnis geben, ist aber letztlich problematisch. Dennoch zeigte eine mit Menschen durchgeführte Fischölstudie, bei der weder die TeilnehmerInnen noch das Studienpersonal wussten, wer Placebo und wer Fischöl in Kapseln bekam (man bezeichnet dies als Doppelblindstudie) den gleichen Effekt wie bei den Ratten.

Ein Einfluss der Omega-3-Fettsäuren konnte sogar auf die Genaktivität nachgewiesen werden. Eine erhöhte Aufnahme von Omega-3-Fettsäuren bei extrem übergewichtigen Personen führte zu reduzierter Produktion von Entzündungsfaktoren und einer erhöhten Produktion von antiinflammatorischen (entzündungshemmenden) Faktoren.

Nicht alle Forscher teilen die Meinung, dass Omega-3-Fettsäuren gegenüber den Omega-6-Fettsäuren große Vorteile bieten, da ein kompliziertes System an Enzymen und modifizierenden Faktoren noch ungenügend verstanden wird. Dennoch gibt es eine Reihe von wissenschaftlichen Arbeiten, die die Bedeutung der Omega-3-Fettsäuren betont. So führt z.B. ein hoher Fettkonsum bzw. Übergewicht zu verstärkter Einlagerung von Fett in die Leber. Je mehr Omega-6-Fettsäuren im Verhältnis zu Omega-3-Fettsäuren aufgenommen werden, desto höher ist die Menge an Fett in der Leber.

Ein weiteres Beispiel für die Fettsäure-Gen-Wechselwirkung bietet eine Studie, in der Mäuse mit unterschiedlichen Ölen gefüttert wurden. Dabei zeigte sich ein negativer Effekt von Distelöl (reich an Omega-6-Fettsäuren) auf die Knochendichte, das Körpergewicht und die Fettmasse, während Fischöl (reich an Omega-3-Fettsäuren) den gegenteiligen Effekt hatte. Allerdings galt dieser Zusammenhang nicht für Mäuse, die eine Veränderung im Gen mit Namen PPARγ trugen. Dieses Gen spielt auch beim Typ-2-Diabetes beim Menschen eine Rolle.

Das waren viele verwirrende Informationen. Und das ist durchaus beabsichtigt. Denn die Wahrheit der „einen" gesunden Ernährung ist noch lange nicht klar. Vielmehr werden wir in Zukunft Gene, Genvarianten, epigenetische Effekte, transgenerationale Epigenetik, Darmflora und vieles mehr betrachten müssen, wenn wir den Einfluss unterschiedlicher Faktoren auf unsere Ernährung und unseren Körper besser verstehen wollen.

Was die Fette betrifft, möchten wir Ihnen einen einfachen und wichtigen Grundsatz mit auf den Weg geben: Gönnen Sie nicht nur Ihrem Auto das Beste vom Besten. Gönnen Sie Ihrem Herz und Ihrem gesamten Organismus den besten Treibstoff und das beste Schmiermittel!

Machen Sie einen Ölwechsel!

Im Frühtau zu Berge ...

Bewegung ist gesund, stärkt das Herz, unterstützt den Kreislauf, senkt das Cholesterin, ist gut fürs Gewicht, stärkt die Muskeln und die Knochen, hält jung und fit und vieles mehr.

Das ist uns allen klar. Haben Sie aber gewusst, dass nicht jeder Mensch von einer sportlichen Betätigung profitiert? Bei manchen Menschen ändert sich ganz einfach nichts, man kann keine Verbesserung von Gesundheitsparametern bei ihnen messen. Und manchmal können sich Stoffwechselparameter sogar verschlechtern. Es kann in seltenen Fällen dazu kommen, dass nach dem Aufnehmen einer sportlichen Betätigung das Cholesterin steigt. Die Gründe dafür sind noch sehr wenig verstanden und es muss noch viel geforscht werden.

Lassen Sie sich von solchen Warnungen aber nicht abschrecken! Im Zweifelsfall kann der Sportmediziner Ihres Vertrauens mit Ihnen besprechen, welche Maßnahmen geeignet sind, worauf Sie achten, was Sie meiden sollten. Ihre Ärztin kann gleich einen Leistungstest durchführen und Sie richtig durchchecken. Vielleicht sollten Sie das ohnehin wieder einmal tun. Und wenn wir Sie sensibilisiert haben, einen Gesundheits- und Leistungstest zu machen, dann ist schon viel gewonnen!

Denn besonders, wenn man bisher noch wenig Bewegung gemacht hat und mit dem Gewicht kämpft, kann eine Untersuchung wichtige Fakten hervorholen.

Wie wir schon gesehen haben (siehe Seite 66), ist intensive Bewegung der beste Garant dafür, dass man das reduzierte Gewicht halten kann. Abgesehen davon hat regelmäßige Bewegung unschätzbaren Wert auf die körperliche und geistige Gesundheit. Selbst wenn man das an Blutwerten erst einmal nicht sehen kann!

Wir wollen uns nun ein wenig ansehen, wie viel körperliche Aktivität günstig oder Voraussetzung für den Erhalt der Gesundheit ist, zum Abnehmen mit und ohne Reduktion der Kalorien oder für den Erhalt eines reduzierten Gewichtes.

Der Muskel

Wissen Sie schon, was Sie genau trainieren wollen? Nicht nur, dass wir viele verschiedene Muskeln im Körper haben, sie haben auch unterschiedliche Funktionen. Auch der Stoffwechsel unterscheidet sich zwischen verschiedenen Muskeln! Man unterscheidet zwei Typen von Muskelfasern: schnelle und langsame Fasern.

Schnelle Muskelfasern

Schnelle Muskelfasern sind für schnelle Bewegungen verantwortlich, wie wir sie beispielsweise beim Sport ausführen. Die schnellen Fasern sind etwa für den schnellen Schlag beim Tennis oder beim Golf oder die schnellen Bewegungen beim Sprint verantwortlich. Aber auch beim Krafttraining sind die schnellen Fasern aktiv. Sie verbrauchen vor allem Glukose und wenig Fett. Wenn sie kräftig trainiert werden, also mit einem Krafttraining, dann schwellen sie an – und zwar viel stärker als die langsamen Muskelfasern.

Langsame Muskelfasern

Langsame Muskelfasern verbrennen vor allem Fett und auch etwas Glukose. Sie sind für die Körperhaltung verantwortlich, aber auch für langsame Bewegungen. Daher wird oft empfohlen, auf einem Bein zu stehen, beim Telefonieren zu stehen anstatt zu sitzen, überhaupt mehr zu stehen oder sich im Zeitlupentempo zu bewegen. Kleine Anstrengung, großer Effekt!

Langsame Muskelfasern bleiben auch bei Training schlank. Wenn Sie Sprinter mit Langstreckenläufern vergleichen, dann verstehen Sie, was wir meinen. Sprinter sind muskulös, Langstreckenläufer sind drahtig. Man geht übrigens davon aus, dass die Anzahl an schnellen Fasern genetisch bestimmt ist. Zum Sprinter wird man geboren. Langsamer wird man von selbst und man kann die Anzahl an langsamen Fasern durch Training erhöhen. Durch Ausdauertraining trainiert man die langsamen Fasern. Dadurch bekommt man zwar keine großen Muskeln, aber man verbrennt jede Menge Fett. Oder haben Sie jemals einen dicken Marathonläufer gesehen?

Bleib gesund

Ein Problem bei Übergewicht kann die schwächer werdende Insulinwirkung sein. Man spricht von einer zunehmenden Insulinresistenz. Insulin sorgt ja dafür, dass der Zuckertransporter „Glukosetransporter Nummer 4" (GLUT4) an die Oberfläche der Muskelfasern transportiert wird. Dieser Transporter befördert die Glukose aus dem Blut in die Muskeln (sowie Fettgewebe und Leber).

Durch aktive Muskelbewegungen wird über einen anderen Mechanismus ebenfalls GLUT4 an die Zellmembran der Muskelfasern transportiert. So kann eine Insulinresistenz ausgeglichen werden und das Pankreas wird geschont. (Ja, es klingt seltsam, das Pankreas zu sagen. Aber es ist die medizinisch richtige Form, nehmen wir es einfach so hin.) Außerdem wirkt die aktive Bewegung auf Gene im Muskel, so dass die gesundheitsförderliche Wirkung verstärkt wird. Auch auf die Psyche wirkt regelmäßige Bewegung positiv: Ein Spaziergang in schöner Landschaft wirkt wie ein kleiner Urlaub. Der Blutdruck sinkt, der Stresslevel sinkt, die Laune wird besser. Spezialisten meditieren während des Spazierganges. Ein Spaziergang im Wald scheint besonders positiv auf die Psyche zu wirken. Pflanzen setzen Substanzen frei, die auch auf unser Nervensystem positive Wirkung haben und die Stimmung heben. Vor allem asiatische Arbeitsgruppen führen bereits wissenschaftliche Untersuchungen zu den gesundheitlichen Vorteilen des „Forest Bathing" durch. Sie brauchen aber nicht auf deren Ergebnisse zu warten, gehen Sie einfach raus und spüren Sie den Effekt selbst!

Durch Bewegung wird ein Hormon freigesetzt, der „Brain derived neurotrophic factor" (BDNF), also der vom Hirn stammende Nervenwachstumsfaktor. Er sorgt unter anderem dafür, dass neue Nervenzellen im Hippocampus entstehen. Der Hippocampus ist wichtig für die Langzeitspeicherung von Erinnerungen.

Und zu guter Letzt sollte die Tatsache Erwähnung finden, dass ein Muskel, der aktiv bewegt wird, eine Vielzahl von Hormonen freisetzt, die positive gesundheitliche Wirkung haben. So wie das Fettgewebe Hormone freisetzt, tut ihm das der Muskel gleich. Bente Klarlund Pedersen von der Universität Kopenhagen hat ihnen den Namen „Myokine" gegeben. Die Zahl der Myokine geht in die Hunderte. Sie verbessern die Insulinwirkung, die Funktion des Herz-Kreislauf-Systems und die Elastizität der Blutgefäße. Wir stehen aber erst am Anfang der Erforschung der faszinierenden Welt der Myokine und deren Wirkung auf den Körper. Jedenfalls lohnt es, sich über „Irisin" schlau zu machen! Schauen Sie am besten immer wieder auf unserer Homepage vorbei, um sich über weitere Erkenntnisse zu informieren!

Um die Gesundheit und das Wohlbefinden zu fördern, genügt es also, sich regelmäßig zu bewegen, ohne sich zu verausgaben. Dreimal pro Woche 30 bis 45 Minuten Bewegung sind genug. Fünfmal Bewegung pro Woche ist noch besser.

Abnehmen

Abnehmen mit Sport

Es gibt, wie das auch zu erwarten ist, Studien, die zeigen, dass man mit Sport alleine abnehmen oder nicht abnehmen kann. Der relevante Maßstab sind Sie selbst!

Häufig wird aber überschätzt, wie viele Kalorien man mit Sport verbrennen kann. Besonders, wenn man noch nicht an regelmäßigen Sport gewöhnt ist. Wir erinnern uns, dass man ca. 7.000 kcal verbrennen muss, um 1 kg Körperfett abzubauen. Im Internet gibt es viele Seiten, auf denen man den Kalorienverbrauch bei verschiedenen Sportarten schätzen lassen kann (eine wirkliche Berechnung ist es ja nicht, das sollte man im Hinterkopf haben). Auch Apps für das Smartphone oder Sportuhren können verwendet werden. Überschlagsmäßig könnte man sagen, dass man als Anfänger mindestens eine dreiviertel Stunde laufen muss, um eine Wurstsemmel zu verbrennen, also ca. 500 kcal.

Neben der Tatsache, dass man sich wirklich viel bewegen muss, um ausreichend Energie zu verbrennen, damit man abnimmt, bekommt man dabei auch richtig Hunger. Es ist daher für die meisten so gut wie unmöglich, durch verstärkten Sport eine negative Energiebilanz aufzubauen. Wie gesagt, für die meisten, dem einen oder der anderen mag das gelingen und dazu gratulieren wir herzlich!

Besonders „Freizeitsportler", die ab und zu Sport treiben, um besser in Form zu kommen, belohnen sich im Anschluss gerne mit einem Bier. Das hat oft mehr Kalorien, als gerade verbrannt wurden.

Auf der anderen Seite hat der Sport eine große Wirkung auf Gesundheit und Prävention. Besonders wenn der Sport in Gesellschaft betrieben wird! Es ist nicht alles verloren.

Sport zur Unterstützung beim Abnehmen

Das größte Potential, um Kalorien einzusparen, ist gewöhnlich bei der Ernährung zu finden. Mit etwas Bewegung kann man die Kalorienbilanz zusätzlich positiv beeinflussen, also weiter ins Negative bringen. Derzeit laufen Studien, die untersuchen sollen, ob der positive Effekt des Sports auf das Abnehmen noch verbessert wird, wenn man zuerst mit dem Training beginnt und dann erst die Kalorien der Ernährung reduziert. Aus dem Bauch heraus scheint dies eine gute Variante zu sein. Sport und Bewegung an der frischen Luft verstärken zunächst das Hungergefühl. Außerdem wird man am Anfang noch keine große Leistung vollbringen und mehr Zeit für die Erholung benötigen. Mit einem verbesserten Trainingszustand normalisiert sich das Hungergefühl und auch Willenskraft und Durchhaltevermögen werden gestärkt.

Achten Sie darauf, dass Sie Ihre Motivation in einem guten Bereich halten. Zu wenig bringt nicht viel, aber eine Übermotivation führt rasch zu Ermüdung, die zu Verletzungen führen kann. Körperlich und geistig. Denn es schmerzt, wenn man zum wiederholten Mal ein Sportprogramm aufgeben muss, weil man sich wehgetan hat und die erreichten Erfolge in der Zwangspause wieder verschwinden. Wenn Sie Ihr Auto beschleunigen, dann treten Sie auch nicht gleich das Gaspedal voll durch, sondern geben sukzessive immer mehr Gas, gerade immer so viel, dass das Auto weiter beschleunigt, ohne dass Sie Energie verschwenden oder die Reifen durchdrehen.

Ideal ist eine Kombination aus Krafttraining, das man zweimal die Woche durchführt, und dreimal Ausdauertraining.

Schlank bleiben

Wer abgenommen hat, will nach Möglichkeit das Gewicht halten. Eine wichtige Maßnahme dafür ist regelmäßiger Sport. Wir sprechen hier nicht mehr nur von Bewegung, es sollte schon etwas intensiver sein. Wobei man es sich aussuchen kann, ob man sich leichter tut, weniger Kalorien zu sich zu nehmen oder lieber mehr Sport zu treiben. Als Richtwert kann man den Wert betrachten, der in mehreren Studien ermittelt wurde: 2.000 kcal pro Woche sollte man durch sportliche Betätigung verbrennen, um sein Gewicht niedrig zu halten. Wer also den Jo-Jo-Effekt vermeiden will, überlegt schon jetzt, wie er oder sie in Zukunft mehr Bewegung und Sport in den Tagesablauf einbaut. Oder, und das halten wir für eine sehr sympathische Lösung, Sie fangen gleich damit an! So gut es geht. Bauen Sie Ihre Fitness auf, so dass Sie 2.000 kcal pro Woche zusätzlich verbrennen. Das hat eine Menge Vorteile: Ihr Körper wird gestrafft, die Muskeln und die Knochen gestärkt, und der Stoffwechsel profitiert. Durch die hohe körperliche Leistung fällt Ihnen das Abnehmen leichter, Sie erreichen Gesundheitsziele und vor allem am Ende der

Abnehmphase haben Sie sich bereits daran gewöhnt! Starten Sie aber moderat und lassen Sie sich Zeit mit der Steigerung! Ein Instrument lernt auch niemand in zwei Monaten, sondern bestenfalls in zwei Jahren. Es dauert eher noch länger!

Beginnen Sie schon zu überlegen, wie Sie sich Ihre Balance zwischen vermehrtem Sport, reduzierter Kalorienaufnahme, mehr Entspannung und Fortbildung vorstellen können. Sie wollen ja dauerhafte Änderungen erreichen. Und das sollte Spaß machen! Dazu in späteren Kapiteln mehr.

Guat schaust aus

Vielleicht besteht Ihr Ziel nicht (mehr?) darin abzunehmen, sondern Ihren Körper in Form zu bringen, Stoffwechselparameter zu verbessern, Bauchfett abzubauen, Prävention zu betreiben? Dann ist der Aufbau von Muskeln wahrscheinlich eine wichtige und richtige Maßnahme. Möglicherweise wichtiger als die Gewichtsreduktion. Wenn Sie schon relativ schlank sind, könnte hier ein interessanter Effekt eintreten: Durch den Aufbau von Muskelmasse wird Ihr Körper gestrafft, aber Sie werden auch Gewicht zulegen. Vielleicht wirken Sie schlanker, obwohl Sie mehr wiegen als zuvor. Die Waage ist hier ein schlechter Ratgeber, Sie sollten sich einen anderen Parameter suchen, um das Erreichen Ihres Zieles zu bestimmen!

Das kann auch für Sie gelten, wenn Sie noch nicht so schlank und nahe der Traumfigur sind! Was fällt Ihnen leichter: eine Diät durchzuführen und jede Woche zu messen, wie viel Sie abgenommen haben, oder regelmäßige Bewegung und zu messen, wie Sie an Muskelmasse zunehmen? Wir verraten kein Geheimnis, wenn wir sagen, dass der meiste Frust entsteht, wenn selbst nach wochenlangem Kasteien das Gewicht nicht weiter sinkt. Der Aufbau der Muskelmasse ist schon angenehmer zu verfolgen!

Vorher-Nachher-Bilder

An der Stelle möchten wir auf die Vorher-Nachher-Bilder eingehen. Es ist eine gute Sache, wenn Sie sich jeden Monat einmal fotografieren und die Bilder nebeneinanderlegen. Positionieren Sie die Bilder nebeneinander und schreiben Sie das Datum und einen wichtigen Wert dazu (z.B. Gewicht, BMI, Bauchumfang, Muskelmasse). Und sehen Sie sich selbst zu, wie Sie Ihr Ziel erreichen. Sie dürfen dabei ruhig stolz auf sich sein! Aus psychologischen Studien wissen wir, dass die Selbstdisziplin höher liegt, wenn man sich selbst betrachtet. Sie können einen Spiegel auf den Esstisch stellen und sich selbst beim Essen betrachten. Tatsächlich sind Kinder und Erwachsene ehrlicher und konsequenter, wenn sie sich beobachtet fühlen. Sie zahlen den Kaffee in der Kantine, essen weniger Süßigkeiten, rauchen weniger etc. Aber vielleicht gefällt es nicht allen, wenn Sie sich beim Essen hinter einem Spiegel verstecken. Da sind regelmäßige Vorher-Nachher-Bilder eine gute Alternative.

Wie mit dem Sport starten?

Was haben Sie lieber? Fröhliches Plaudern in der Gruppe und gegenseitiges Motivieren? Oder lieber alleine, gegen sich selbst, meditativ? Suchen Sie sich auf alle Fälle einen zertifizierten Trainer, der Sie am Anfang und auch später begleitet. Sie sollten Vertrauen zu dieser Person haben. Es wird möglicherweise Phasen geben, in denen alles ein wenig schwer fällt. Genau dann kann eine erfahrene Trainerin Sie wieder motivieren und weiterbringen!

Ob Sie sich einem Fitnessstudio anvertrauen, das häufig eine sehr hohe Qualität liefert, was die Ausbildung des Personals betrifft oder die Ausstattung und Testmöglichkeiten, oder ob Sie lieber in einem Verein trainieren oder mit einem Personal Coach, ist egal. Hauptsache, Sie fühlen sich wohl!

Wir halten regelmäßige Trainings ab, indem wir mit Smoveys gehen und die Teilnehmer in zwei Gruppen einteilen: Genusssportler und Fortgeschrittene. Jeder kann jedes Mal selbst bestimmen, in welcher Gruppe er oder sie mitmachen möchte. Zu unserer persönlichen Überraschung wollen immer fast alle in der „Leistungsgruppe" mitmachen und sich selbst fordern und überwinden!

Wenn Sie keine richtige Idee haben, welche Sportart für Sie geeignet ist, dann können Sie z.B. auf der Webseite der Österreichischen Diabetes-Gesellschaft (www.oedg.at) die „Bewegungsbox" beziehen, in der viele Vorschläge zusammengefasst sind. Oder Sie nehmen direkt Kontakt mit Ihrem lokalen Sportverein auf. Dort finden Sie mit ziemlicher Sicherheit Gleichgesinnte. Oder schauen Sie sich um, was gerade im Trend liegt. Es gibt eine unfassbare Anzahl an Möglichkeiten, sich zu bewegen, intensiveres Training zu absolvieren oder seinen Körper zu stählen. Auch soziale Medien können heute eine wichtige Hilfestellung bieten und Ideen liefern.

Eiweiß

Eiweißkörper werden auch als Proteine bezeichnet. Sie sind aus über 20 verschiedenen Bausteinen aufgebaut, den Aminosäuren. Die Aminosäuren können beliebig miteinander kombiniert und zu Ketten verschiedenster Länge verknüpft werden. Bereits einzelne Aminosäuren können hormonähnliche Wirkungen haben. Kurze Ketten von wenigen Aminosäuren, den Peptiden, können z.B. die Wasseraufnahme durch Durstgefühl und die Abgabe von Salzen über die Nieren steuern und so auch den Blutdruck mitbestimmen. Längere Aminosäureketten werden als Proteine bezeichnet. Es ist sehr interessant, wie die Peptide und Proteine entstehen: Gene beinhalten die Information, in welcher Reihenfolge Aminosäuren aneinander gebunden werden. Ist ein Gen aktiv, dann werden Kopien von dieser Information angefertigt und in die Fabriken der Zelle geschickt, wo diese Information dann in Eiweißketten übersetzt (translatiert) wird. Die einzelnen Aminosäuren gehen nun eine komplizierte Wechselwirkung miteinander ein, so dass eine dreidimensionale Struktur entsteht. So sind manche Proteine länglich (wie die Strukturproteine in Muskeln oder die Proteine, die das Zellskelett aufbauen), andere kugelförmig (Immunglobuline, viele Hormone wie Insulin oder Glukagon), andere bilden einen Kanal durch die Zellmembran und transportieren bestimmte Moleküle und viele andere haben noch kompliziertere Strukturen. Viele Proteine wirken als Enzyme und bauen z.B. Fette oder Kohlenhydrate ab. Andere wiederum beteiligen sich an der komplizierten Steuerung der Gene.

Es ist fast schon überflüssig zu betonen, dass alles noch komplizierter ist, manche Aminosäuren nur zu bestimmten Zeiten in der Entwicklung essentiell sind, andere halbessentiell sind und so weiter ...

Die Information in den Genen bestimmt die Aminosäurenabfolge in den Peptiden und Proteinen, und die wiederum bestimmt im Wesentlichen die Struktur, und die Struktur bestimmt die Funktion. Dieser Zusammenhang ist wichtig für unsere weiteren Betrachtungen. Vielleicht haben Sie sich das gerade gedacht: In den Genen ist also festgeschrieben, wie häufig welche Aminosäure gebraucht wird. Und tatsächlich benötigen wir nicht alle 20 Aminosäuren in denselben Mengen. Von manchen benötigen wir viel, von anderen wenig. Und nicht nur das. Manche Aminosäuren können wir nicht selbst herstellen, müssen sie also unbedingt mit der Nahrung aufnehmen. Diese acht Aminosäuren müssen wir unbedingt mit der Nahrung aufnehmen. Die restlichen Aminosäuren können wir Menschen selbst herstellen.

Daraus ergibt sich eine wichtige Erkenntnis: Es ist nicht nur entscheidend, wie viel Eiweiß wir zu uns nehmen, sondern vor allem, in welcher Zusammensetzung.

Um das möglichst einfach darzustellen, kehren wir in Gedanken in unsere Kindheit zurück. Stellen Sie sich vor, Sie sind wieder Kind und haben einen Korb voller Legosteine. Es gibt sie in verschiedenen Farben, groß und klein, flach und hoch. Sie sind ja Kind und wollen jetzt eine Schlange aus großen roten Steinen bauen, die Sie mit großen weißen Steinen verbinden. Nun fangen Sie an. Der Korb ist, verglichen mit dem Erkenntnishorizont des kleinen Kindes, riesengroß. Also beginnt es sorglos. Sie können scheinbar unbegrenzt rote und weiße Steine aus dem Korb zu holen und aneinandersetzen. Juhu und trallala, ein Stein nach dem anderen findet seine Position in der wachsenden Schlange. Die Schlange ist schon ein Stück gewachsen, da fangen Sie nun an, mit wachsender Verzweiflung nach großen weißen Steinen in dem Korb zu suchen, der voll ist von gelben, roten, blauen – kleinen und großen – sowie kleinen weißen Bausteinen. Aber es sind keine großen weißen Steine mehr im Korb. Was für eine Enttäuschung! Sie armes Kind können Ihr Bauprojekt nicht zu Ende führen! Was ist zu tun? Sie können gerne versuchen, ein Kind zu überzeugen, etwas anderes zu bauen. Ohne dem Götzen Konsum jetzt das hohe Lied singen zu wollen, aber die einfachste Lösung wird sein, im Spielzeugladen weitere große weiße Steine zu holen und in den Korb zu tun.

Ganz ähnlich verhält es sich mit der benötigten Eiweißzufuhr beim Menschen! Der menschliche Körper hat einen gewissen Bedarf, den man über die Gesamtmenge und relative Anteile an verschiedenen Aminosäuren definiert.

Biologische Wertigkeit

Der menschliche Körper hat einen durchschnittlichen Bedarf an einer geeigneten Zusammensetzung an Aminosäuren. Werden zu viele nicht benötigte Aminosäuren aufgenommen, dann werden sie zum Teil zur Energiegewinnung herangezogen und die Stoffwechselprodukte über die Nieren ausgeschieden. Um zu bestimmen, wie gut die Aminosäuren eines Nahrungsmittels in körpereigenes Protein umgesetzt werden können, wurde der Begriff der biologischen Wertigkeit eingeführt. Dabei spielt der Gehalt an essentiellen Aminosäuren eine wichtige Rolle. Als Vergleichswert diente dazu Vollei, dessen biologische Wertigkeit als 100 % festgesetzt wurde (siehe dazu den entsprechenden Wikipedia-Beitrag). Ein höherer Wert bedeutet, dass das Eiweiß bzw. die Aminosäuren von dem betreffenden Lebensmittel besser in Protein umgesetzt werden kann als das Eiweiß von Vollei. Wikipedia bietet Ihnen im erwähnten Beitrag eine gut verständliche Zusammenstellung von biologischen Wertigkeiten verschiedener Lebensmittel. Es zeigt sich beispielsweise, dass Molkeeiweiß eine bessere biologische Wertigkeit hat als Vollei. Kartoffeln mit Vollei erweisen sich als ausgezeichnete Proteinquelle (aufgrund der großen Menge an gesättigten Fettsäuren im Dotter wird von exzessivem Verzehr von Volleiern abgeraten).

Für die gesamte Eiweißaufnahme werden 0,8 bis 1,2 g pro kg Körpergewicht pro Tag empfohlen. Bitte mit hoher biologischer Wertigkeit!

So lässt sich die Empfehlung gut verstehen, Eiweißquellen zu mischen. Vor allem Hülsenfrüchte sind reich an Eiweiß. Als ideal erweist sich, tierisches und pflanzliches Eiweiß zu mischen.

Wer gezielt Muskeln aufbauen will, kann sich weiterführend mit der biologischen Wertigkeit und dem Aminosäureindex und der idealen Aminosäurenzusammensetzung beschäftigen. Für den „Normalbürger" reicht es aus, Eiweißquellen entsprechend dieser Darstellung zu mischen.

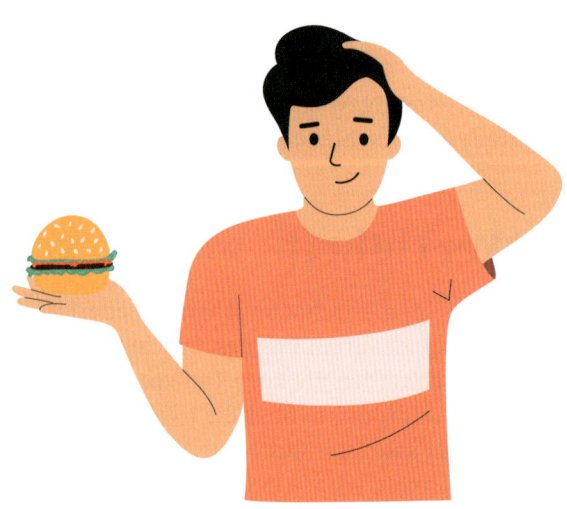

Was soll ich essen?

Herzlichen Glückwunsch! Wir wissen sehr wohl, dass diese kurze Ernährungslehre sehr kompakt ist, viele Informationen enthält und damit eine anstrengende Lektüre darstellt. Aber Sie haben sich durchgearbeitet und dazu gratulieren wir Ihnen ganz herzlich!

Denn die bewusste Beschäftigung mit den Grundlagen einer gesunden Ernährung ist eine wichtige Basis dafür, dass Sie jenseits von strikten Ernährungsprogrammen Ihren eigenen Weg finden, einen gesundheitsförderlichen Lebensstil aufbauen und sogar ein wenig abnehmen können.

Natürlich gibt es noch jede Menge zu schreiben! Lassen wir uns Zeit, eins nach dem anderen. Wir bleiben ja noch länger in Verbindung!

Und das ist gut und wichtig! Denn je mehr Sie kennen lernen und erkunden, desto leichter fällt es Ihnen, immer bessere und effizientere Methoden umzusetzen, um Ihr Ziel zu erreichen.

Es gibt jede Menge Ansichten, wie eine richtige Ernährung auszusehen hat. Die einen schwören auf viel Eiweiß, um Muskeln aufzubauen, die anderen wollen die Kohlenhydrate ganz weglassen, wiederum andere halten eine kohlenhydratbasierte Ernährung für das Beste ...

Und fangen wir erst gar nicht mit den modernen Entwicklungen an. Nicht, weil es unsinnig wäre, z.B. vegan zu leben, sondern weil es hier viel zu kompliziert und umfangreich wäre.

In diesem Buch geht es auch gar nicht darum, Ihnen die allerneuesten Diättricks zu vermitteln! Es geht darum, Sie dabei zu unterstützen, Ihren Weg zu gehen, entsprechend Ihren Vorlieben. Und schließlich gibt es hervorragend ausgebildete SpezialistInnen, die mit Rat und Tat zur Seite stehen und die Sie jederzeit nach Bedarf in Ihr Betreuerteam holen können.

Fällt es Ihnen leichter, rasch abzunehmen und dann das Gewicht zu halten, indem Sie viel Sport machen und auf Ihre Ernährung achten, oder ist Ihnen langsames Abnehmen lieber, bei dem Sie vom ersten Tag an einen gesundheitsförderlichen Lebensstil trainieren? Wollen Sie lieber einen strikten Plan oder die einfachste Variante mit Shakes? Vielleicht wollen Sie etwas Neues probieren, z.B.

Paleo oder vegan? Sind Sie rasch satt, können nur kleine Portionen essen und bekommen dafür rasch wieder Hunger? Dann sind vier bis fünf Mahlzeiten am Tag für Sie vermutlich richtig. Oder Sie essen lieber kräftig und können dafür dann fünf bis sechs Stunden ohne zu hungern aushalten? Dann sollten Sie lieber drei Mahlzeiten am Tag nehmen. Sie haben einen unregelmäßigen Lebensrhythmus, dann sollten Sie Rezepte sammeln von kalorienarmen sättigenden Zwischenmahlzeiten und vollwertige Mahlzeiten vorbereiten, die Sie rasch aufwärmen oder zubereiten können.

Nun aber doch noch zu den wesentlichen Eckpfeilern einer gesunden Ernährung, soweit wir diese aus heutiger Sicht beurteilen können:

1. Ballaststoffe sind wichtig für die Darmflora und die Darmgesundheit und sollten in großer Menge konsumiert werden. Gemüse, Obst und Vollkornprodukte sind gute Ballaststoffquellen.

2. Nehmen Sie Eiweiß zu sich. Mischen Sie tierisches Eiweiß, vorzugsweise Geflügel, mit pflanzlichem Eiweiß wie Hülsenfrüchte, Soja etc.

3. Genießen Sie nur ab und zu rotes Fleisch.

4. Hochwertige Öle, sprich Omega-3-Fettsäuren, können Sie getrost zu sich nehmen. Idealerweise nicht erhitzt, z.B. im Salat.

5. Achten Sie auf ein günstiges Omega-6-/Omega-3-Fettsäureverhältnis.

6. Fisch hat hochwertige Omega-3-Fettsäuren und eine günstige Proteinzusammensetzung und sollte mindestens zweimal pro Woche gegessen werden.

7. Brot ist nicht so schlecht, wie ihm derzeit amerikanische Bestsellerautoren nachsagen. Essen Sie nach Möglichkeit Vollkornbrot wegen der Ballaststoffe. Wenn Sie Weißbrot als Genussmittel betrachten, ist es erlaubt.

8. Meiden Sie gesüßte Getränke! Alternativen zu Zucker wie Honig oder Ahornsirup sind hinsichtlich ihrer Wirkung auf den Blutzucker nicht um so viel besser als der weiße Zucker!

9. Fruchtsäfte sind aufgrund des natürlich in den Früchten vorkommenden Zuckers als Genussmittel zu betrachten, auch wenn sie deutlich besser sind als gezuckerte Limonaden. Verdünnen Sie Obstsäfte oder betrachten Sie die Säfte als Genussmittel, nicht als Getränk.

10. Der Körper kann die Autophagie, also die Selbstreinigung, hochfahren, wenn der Blutzucker über mehrere Stunden niedrig ist und wenige Nährstoffe im Blut sind. Meiden Sie Süßigkeiten zwischen den Mahlzeiten. Zwischenmahlzeiten sollten generell kohlenhydratarm sein.

11. Essen Sie bewusst und achtsam.

12. Kauen Sie häufig!

13. Alkohol ist während einer Abnehmphase tabu, im normalen Leben mäßig zu konsumieren.

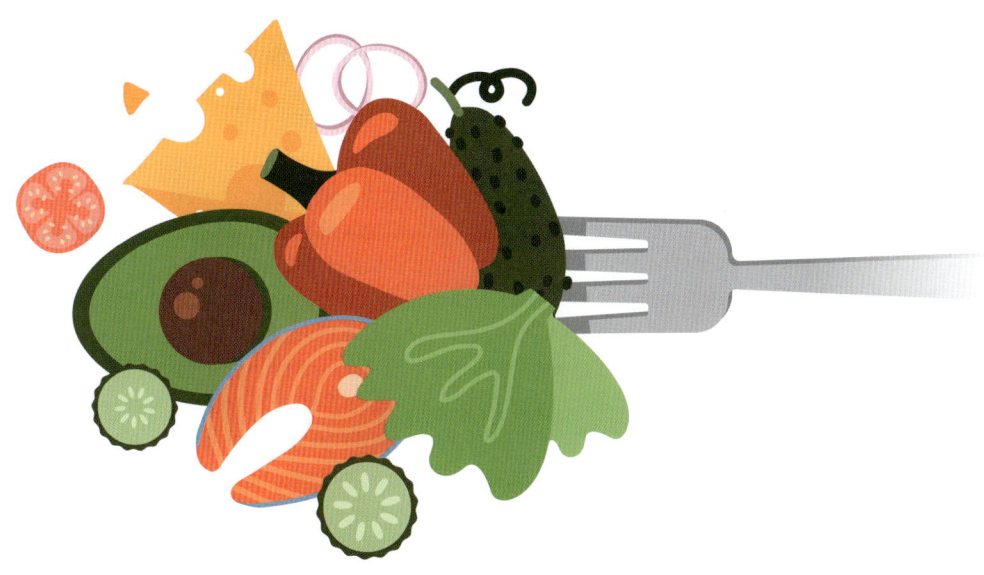

14. Haben Sie Spaß im Leben und am Leben!
15. Geselligkeit und ein soziales Leben sind wichtige Faktoren gegen Depression und Demenz.
16. Stressreduktion und guter Schlaf sind wichtig für die Gesundheit! Und zum Abnehmen.
17. Seien Sie stolz auf sich! Ein hohes Selbstwertgefühl macht sehr viel aus. Es schafft Zufriedenheit und Selbstvertrauen.
18. Überdenken Sie Ihre Glaubenssätze. Glauben Sie wirklich, dass Sie das Vorgenommene schaffen werden, oder wurde Ihnen eingeredet, dass Sie das eh nicht schaffen?
19. Seien Sie sich Ihrer Stärken bewusst und arbeiten Sie mit ihnen! Diese Ressourcen können sehr wertvoll für Sie sein.
20. Machen Sie sich Ihre Erfolge bewusst.

Wie Sie das alles schaffen sollen?

Um mit Ihnen Ihren speziellen Plan zu erstellen, zu testen und zu verfeinern, haben wir den zweiten Teil des Buchs geschrieben.

Sind Sie bereit? Dann los!

Die Macht des Geistes

Sie haben bestimmt schon vom „Placeboeffekt" gehört. Als Placeboeffekt bezeichnet man einen Effekt, der nach einer Medikamentengabe eintritt, obwohl kein Wirkstoff im Medikament war. Der Patient glaubt nur, ein Medikament erhalten zu haben, in Wahrheit war es nur eine Zuckerpille. In klinischen Studien kann der Placeboeffekt bis zu 30 % des gemessenen Testergebnisses ausmachen! Medikamente, die keinen weiteren Nutzen über den Placeboeffekt hinaus haben, haben es schwer, zugelassen zu werden. Oh je, denken Sie vielleicht jetzt, das ist alles Einbildung? Betrachten wir es von der anderen Seite: bis zu 30 % des Effekts können also dadurch verursacht werden, dass jemand an den Effekt glaubt und ihn erwartet! Ist das nicht großartig?

Dasselbe gilt nämlich auch für den Noceboeffekt, nämlich das Auftreten einer negativen Wirkung, wenn man diese erwartet.

Lassen Sie uns ein paar Beispiele für die Wirkung des Placebo- und des Noceboeffekts vorstellen:

Ein berühmter Fall von Voodoo-Zauber ereignete sich 1930: Vance Vanders (der Name wurde bereits in den ersten Publikationen zu dieser Geschichte aus Rücksicht auf die Familie geändert) war bei einem Voodoo-Zauberer in Ungnade gefallen und wurde von diesem in dunkler Nacht auf einem Friedhof verhext. Der Fluch: „Du wirst sterben, niemand kann dich retten", tätigte seine Wirkung und Vance ging es nun immer schlechter. Er war überzeugt, dass er bald sterben müsse. Das sagte er auch seinem Arzt, Drayton Doherty, der zunächst keine Ursache für den schlechten Zustand seines Patienten finden konnte. Erst als Vances Frau die Geschichte vom Friedhof an den Arzt weitergab, entschloss sich dieser zu einer ungewöhnlichen Maßnahme: Er wollte Voodoo mit Voodoo bekämpfen. Er ließ sich von einer Krankenschwester eine Spritze bringen, die er in Vances Arm injizierte. Daraufhin wurde es Vance übel und er musste sich heftig in einen Kübel übergeben. Eine logische Folge des Brechmittels, das ihm gerade injiziert worden war. Dr. Doherty hatte zuvor eine Eidechse in seinem Gewand versteckt. Nun untersuchte er den Inhalt des Erbrochenen und schmuggelte die Echse hinein. Triumphierend zog er die Echse aus dem Kübel und erklärte: „Dir wurden Eidechseneier in den Magen getan. Diese Echse ist geschlüpft und hat dich von innen aufgefressen. Nun hast du nichts mehr zu befürchten." Vance trank noch etwas und schlief tief und fest ein. Von nun an ging es mit seiner Gesundheit steil bergauf und bald konnte er entlassen werden.

In seinem Buch *Hilf mir, meinen LEBENSTRAUM zu erfüllen!* beschreibt der Motivationscoach Thomas Jaklitsch, wie er Christoph Strasser auf seinem Weg begleitet hat, das härteste Radrennen der Welt, das „Race Across America" (RAAM) in Rekordzeit zu gewinnen. Beim RAAM absolvieren die Sportler knapp 5.000 km mit ca. 30.000 Höhenmetern so schnell sie können. Und sie können das sehr schnell! In den Jahren vor Strassers Meisterleistung dachte man, dass niemand das Rennen in weniger als acht Tagen beenden könnte. Das Buch ist lesenswert. Man erfährt viel über Zielsetzung und konsequentes Durchhalten, was unter anderem mit starker Visualisierung des Zieles und dem Einfühlen mit allen Sinnen in das Zielszenario ermöglicht wurde. Sie dürften den Grundgedanken sofort erkennen, obwohl die Vorbereitung auf ein konkretes Ereignis nur teilweise mit dem Aufbau eines neuen Lebensstils und Lebensgefühls vergleichbar ist. Es sind einige Gedanken geeignet, hier vorgestellt zu werden.

Wir wollen den Umgang des Teams mit den unter diesen extremen Belastungen zu erwartenden Schmerzen von Christoph Strasser betrachten. Entgegen einer üblichen Praxis, nach der viele Sportler (leider auch motivierte Freizeitsportler) bereits in Erwartung von Schmerzen vorab schmerzstillende Medikamente einnehmen, hatte man beim RAAM 2011 darauf verzichtet. Am sechsten Tag des Rennens traten bei Strasser als Folge der extremen Belastung schließlich Knieschmerzen auf. Nun bekam der Athlet seine „Schmerztöter" in Form von hochwirksamen Tabletten. In Wahrheit handelte es sich um

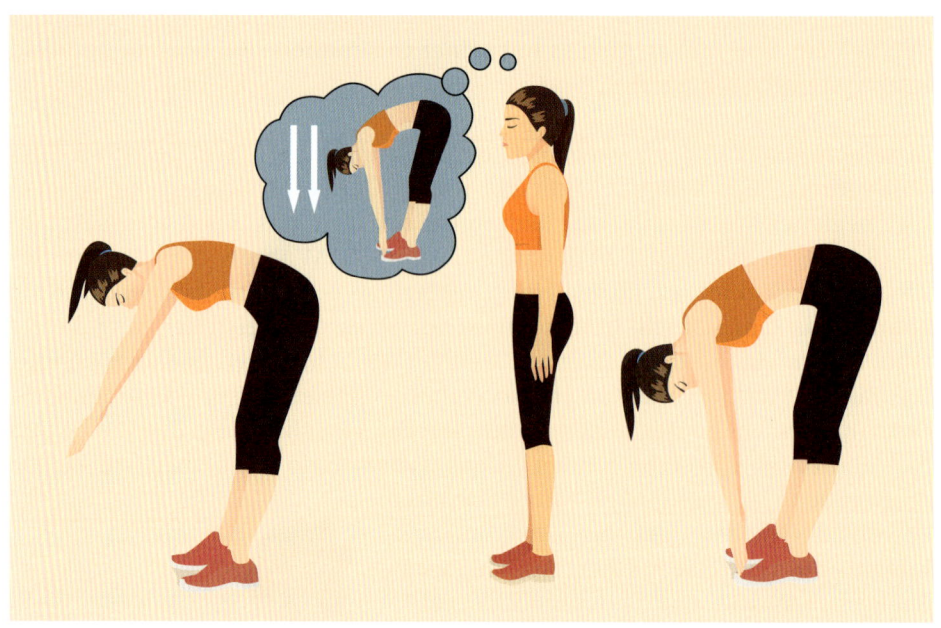

Allein die Vorstellung, sich tiefer bücken zu können, führt zum gewünschten Ergebnis.

Zuckertabletten, also Placebos im besten Sinne. Für Strasser aber war das Thema „Knieschmerzen" damit erledigt, er konnte seinen Fokus wieder von den Schmerzen auf die Erreichung seines Zieles richten, nämlich das RAAM als Sieger mit einem neuen Streckenrekord zu beenden. Was ihm auch gelang! (Sie können Thomas auch in unserer Sendung hören: https://cba.fro.at/317780)

Man sieht sehr eindrucksvoll, zu welch unglaublichen Leistungen Menschen im Stande sind, wenn sie eine feste Überzeugung in sich tragen.

Ein typisches Beispiel für den Noceboeffekt ist das Lesen der Packungsbeilage von Medikamenten. Menschen, die diese lesen, leider eher an den Nebenwirkungen als solche, die den Text ignorieren.

Viele weitere Beispiele für den Placebo- und den Noceboeffekt finden sich im Buch *Du bist das Placebo* von Joe Dispenza.

Wir können festhalten, dass die Erwartung eines Ereignisses dessen Eintreten wesentlich begünstigt, wenn nicht erst ermöglicht!

Übungen

Bestimmt möchten Sie wissen, ob Placebos auch bei Ihnen funktionieren. In Seminaren führen wir zwei Übungen durch, mit denen wir dies sehr eindrucksvoll zeigen können!

Für die erste Übung (siehe Abbildung auf Seite 96) stellen Sie sich aufrecht hin, am besten ohne Schuhe. Dann beugen Sie sich nach vorne und versuchen bei durchgestreckten Knien mit den Fingerspitzen den Boden zu berühren. Wenn Sie nicht bis ganz nach unten kommen, ist das in Ordnung. Merken Sie sich nur den Punkt, bis zu dem Sie Ihre Fingerspitzen nach unten bringen konnten. Nun stellen Sie sich wieder aufrecht hin und schließen die Augen. Stellen Sie sich nun in Gedanken vor, so lebhaft wie Sie können, dass Sie wieder mit den Fingerspitzen in Richtung Boden gehen und dabei ein ganzes Stück weiter kommen als zuvor.

Nehmen Sie sich dafür ein paar Sekunden Zeit. Sie müssen die Übung nicht lange machen. Je intensiver, desto besser. Nun öffnen Sie die Augen und wiederholen die Übung, indem Sie mit durchgestreckten Knien Ihre Fingerspitzen in Richtung Boden bewegen. Na? Haben Sie einen Unterschied feststellen können?

Die zweite Übung ist ebenso einfach durchzuführen. Stellen Sie sich aufrecht im Abstand von zwei bis drei Metern vor eine Wand, an der Bilder hängen oder die sonst irgendwie erkennbar strukturiert ist. Wenn Sie die Übung im Freien machen möchten, umso besser! Strecken Sie nun die linke Hand nach vorne und schauen Sie über den ausgestreckten Zeigefinger. Nun drehen Sie Ihren Oberkörper nach links, wobei die Füße fest am Boden bleiben, bis Sie sich nicht mehr weiter drehen können. Blicken Sie über Ihren Zeigefinger und merken Sie sich die Stelle, auf die Sie gerade deuten. Nun drehen Sie sich in die Ausgangslage zurück und lassen die Arme bequem hängen. Schließen Sie die Augen und vollführen Sie die Drehung in Gedanken noch einmal, wobei Sie sich intensiv vorstellen, dass Sie sich deutlich über den Punkt hinaus weiter drehen können als beim ersten Versuch. Merken Sie sich den Punkt, den Sie in Gedanken anvisiert haben. Und drehen Sie sich in Gedanken wieder in die Ausgangslage zurück. Und nun öffnen Sie die Augen, strecken Sie den linken Arm aus, blicken über den Zeigefinger und drehen Sie den Oberkörper. Wir haben Ihnen auch ein Video mit den Übungen bereitgestellt:

https://www.wdsso.com/video

Wir wagen die Voraussage, dass Sie bei beiden Experimenten nach dem Visualisieren weiter gekommen sind als vorher. Das ist eine sehr eindrucksvolle Demonstration der Gedankenmacht! In Seminaren und Vorträgen führen wir gerne Übungen durch, die zwei Partner gemeinsam durchführen können. Eine der beiden, nennen wir sie Inge, streckt einen Arm aus und spricht laut den Satz: „Ich heiße Inge!" Ihre Partnerin, Elvira, legt nun ihre Hand auf die ausgestreckte Hand von Inge und drückt diese nach unten. Inge versucht dagegenzuhalten und ihre Hand nicht nach unten drücken zu lassen. Beide merken sich die Kraft, die sie aufgewendet haben, um die Hand nach unten zu drücken bzw. nicht nach unten drücken zu lassen. Nun spricht Inge eine Lüge. Sie sagt z.B.: „Ich heiße Otto." Nun drückt Elvira wieder. In den meisten Fällen hat nun Inge nicht genug Kraft, um gegen Elvira bestehen zu können und diese kann nun mit wenig Kraftaufwand Inges Hand nach unten drücken!

Keine Sorge, der Effekt kommt nicht daher, dass Inge keine Kraft mehr hätte. Die beiden können das nun mehrmals wiederholen und Ermüdung als Ursache für den beobachteten Effekt ausschließen.

Die Ursache liegt darin, dass das Unbewusste die Lüge erkennt und dadurch die Muskelspannung nachlässt.

Diesen Effekt macht sich die Kinesiologie zunutze. Mit verschiedenen Ansätzen kann der Kinesiologe über diesen Weg Antworten auf Fragen tief aus dem Unbewussten der Klientin hervorholen. Ist der Kinesiologe entsprechend erfahren und gut ausgebildet, dann können innere Konflikte ans Tageslicht treten, Glaubenssätze abgefragt werden, zum Teil auch Lebensmittelunverträglichkeiten erkannt werden und vieles mehr!

Und was uns hier ganz besonders wichtig ist: So kann man auch überprüfen, ob gewählte Ziele im Unbewussten akzeptiert werden oder nicht. Kommt es nämlich zum Konflikt zwischen bewusstem Denken und der Sinneswelt des Unbewussten, dann ist eines vorprogrammiert, nämlich das Aufjaulen des inneren Schweinehundes wie in der Brunftzeit, sobald bewusstes und unbewusstes Denken in Konflikt geraten!!

Sie können sich die Macht der Gedanken zunutze machen, indem Sie positive und starke Gedanken entwickeln und sich diese immer wieder ins Gedächtnis rufen und durchdenken. Dazu gehören z.B. ein positives Körperbild und ein positives Selbstbild. Wenn Sie daran denken, wie Sie sich fühlen, wenn Sie Ihre Diät erfolgreich abschließen, wie geht es Ihnen dann? Gut? Wirklich? Ist das alles?

Nur ... gut? Na gut, wir sollten uns noch einmal unterhalten, bevor wir zum nächsten Kapitel schreiten. Wie wir dort sehen werden, haben sowohl negative als auch positive Gedanken die Macht, Realität zu erschaffen. Ihr unbewusstes Denken erschafft in jedem Moment Ihre Realität selbst!

Sie glauben uns nicht? Dann lassen Sie uns ein Experiment machen. Holen Sie einen Zwirn und einen kleinen schweren Gegenstand, den Sie an den Zwirn binden, so dass der Zwirn noch ca. 10 cm lang ist. Wenn Sie keinen geeigneten Gegenstand finden, können Sie z.B. einen Schlüssel verwenden. Zeichnen Sie nun auf ein Blatt Papier einen Kreis mit ca. 5 cm Durchmesser, wie in der Abbildung unten, und fügen Sie ein Fadenkreuz hinein. Nun legen Sie das Blatt vor sich auf den Tisch und nehmen das Pendel, das Sie gerade gebastelt haben. Lassen Sie das Pendel knapp oberhalb des Schnittpunktes der Linien ruhig hängen. Und nun sind Ihre mentalen Fähigkeiten gefragt: Stellen Sie sich in Gedanken vor, wie das Pendel entlang der vertikalen Linie von oben nach unten und retour schwingt. Vermeiden Sie bewusste Bewegungen, achten Sie nicht auf Ihre Hand, achten Sie nur auf das Pendel. Und stellen Sie sich intensiv vor, dass es so schwingt, wie Sie das wünschen.

Es wird nicht lange dauern, bis das Pendel tatsächlich vertikal schwingt!

Das ist aber noch nicht alles! Stellen Sie sich jetzt vor, wie das Pendel horizontal von links nach rechts und retour schwingt. Da Sie jetzt schon Übung haben, dürfte das Pendel relativ schnell die Richtung ändern.

Und jetzt kommt das Größte: Stellen Sie sich vor, wie das Pendel im Uhrzeigersinn kreist. Wenn auch das gelingt, dann spielen Sie ruhig ein bisschen! Lassen Sie das Pendel abwechselnd kreisen, horizontal oder vertikal schwingen oder wieder stillstehen.

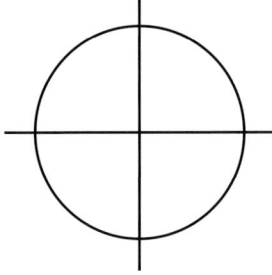

Fadenkreuz für den Pendelversuch

Verblüffend!

Worauf ist dieser Effekt zurückzuführen? Die Muskeln unserer Hände und Arme erzeugen immer ein nicht wahrnehmbares Zittern. Mit der Konzentration auf eine bestimmte Richtung der Pendelbewegung kann nun unbewusst das Zittern so koordiniert werden, dass das Pendel in die gewünschte Richtung ausschlägt. Sie hätten natürlich diesen Pendelausschlag auch mit bewussten Bewegungen hervorrufen können. Aber das mikroskopisch feine Zittern können wir willentlich nicht beeinflussen, das geht über den Umweg der Visualisierung des gewünschten Erfolges!

Und genauso ist es mit dem Erreichen der Ziele: Wir „schlingern" ständig ein wenig dahin, lassen uns mehr gehen oder bemühen uns mehr. Wenn alle diese Bewegungen in eine gemeinsame Richtung deuten, nämlich auf das angepeilte Ziel oder darüber hinaus auf die Vision unseres Lebens, dann steuern wir automatisch auf Erfolgskurs unserem Ziel entgegen! Es gibt dabei einige Fallstricke und Irrtümer, die wir in den nächsten Kapiteln auflösen.

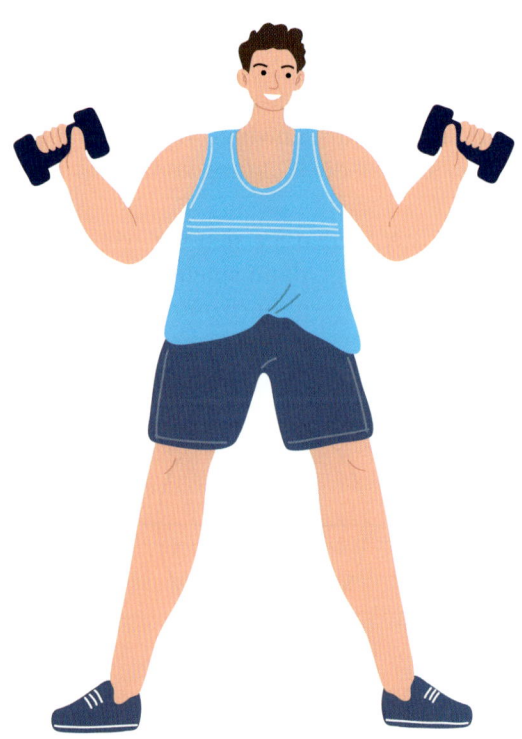

Meine (Un)Zufriedenheit

Übergewicht oder eine ungünstige Körperform, genauso wie viele andere Zustände, die uns unglücklich machen, führen häufig zu Unwohlsein und Unzufriedenheit mit sich selbst und der eigenen Situation. Man sollte also glauben, dass die Reduktion des Körpergewichts folglich zu einer besseren Lebensqualität und zu einem besseren Allgemeinbefinden führt. Die Erfahrung zeigt aber, dass es für die meisten Menschen sehr schwer ist, nach dem Abnehmen das reduzierte Gewicht zu halten und nicht wieder zuzunehmen. Neben körperlichen Faktoren, wie ein geändertes Hungergefühl und reduziertes Sättigungsempfinden sowie eine Korrektur des Grundumsatzes nach unten (der berühmte und unrühmliche „Biggest-Loser-Effekt"), spielen dabei auch psychologische Faktoren eine Rolle. Wäre ein perfekter Körper ein Ausdruck für Zufriedenheit, dann müssten die hochbezahlten Supermodels die glücklichsten Menschen der Welt sein. Das ist aber beileibe nicht so, wie Studien gezeigt haben. Ganz im Gegenteil!

Wenn also ein perfekter BMI und ein hohes Einkommen auch nicht glücklich machen, wie ist es dann anders herum? Kann Zufriedenheit die Gesundheit oder das Gewicht positiv beeinflussen? Die Antwort auf diese Frage ist ein eindeutiges und klares „Ja"! Es sind viele Aspekte, die hier eine Rolle spielen, und wir wollen die Wichtigsten davon genauer betrachten.

Unzufriedenheit

Beginnen wir mit einer Analyse von Faktoren, die uns unglücklich machen. Im Mittelpunkt unserer Betrachtung steht unser eigenes Ich, das nach Zufriedenheit, Glück, Anerkennung und Schlankheit strebt. Doch immer wieder kommen Störungen daher, die den Weg dorthin schwierig oder sogar unmöglich machen. Natürlich macht eine eingeschränkte Gesundheit unzufrieden. Übergewicht drückt auf die Leistungsfähigkeit, man fühlt sich unwohl, das Schuhebinden wird zur Herausforderung. Wer Schmerzen hat, ist dadurch immer wieder abgelenkt und es bleibt weniger Energie, um Ziele konsequent zu verfolgen. Stress ist schließlich auch ein ganz wichtiger Faktor unserer Betrachtungen. Nicht nur, dass es auf Dauer nervt, ständig hohen Belastungen ausgesetzt zu sein, Stress führt auch zu einer schlechteren Erholung und zu Schlafmangel. Und wer schläfrig ist, ist auch hungrig. Der Körper versucht, über Kalorienzufuhr die Müdigkeit auszugleichen. Stress kann sich sogar auf Gene auswirken, Chromosomen beeinflussen oder das Bauchfett wachsen lassen. Dabei ist nicht der kurzfristige, im Zuge der Evolution

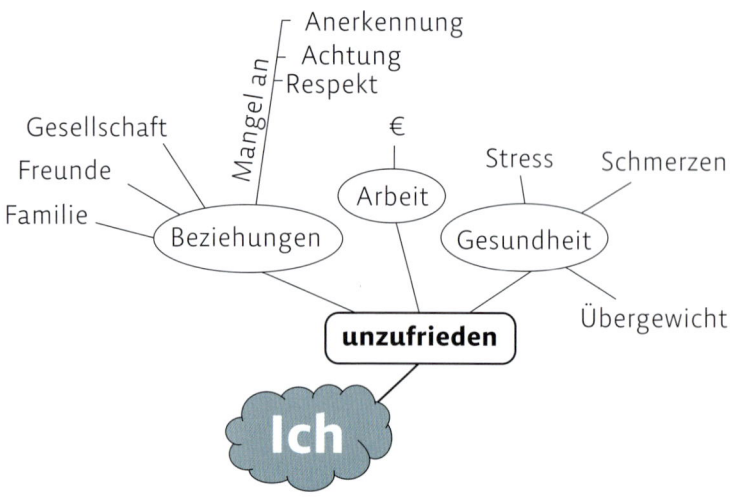

Gedanken zu meiner Unzufriedenheit

lebensrettende Stress gemeint, sondern der chronische, über lange Zeit anhaltende Stress. Für viele Menschen ist der Arbeitsplatz eine sichere Quelle für chronische Unzufriedenheit. Faktoren wie ein unsicherer Arbeitsplatz, Unterbezahlung, mangelnde Aufstiegschancen, Ärger mit Chef oder Kollegen sind häufige Probleme, die im Endeffekt in eine erhöhte Stressbelastung münden.

Ein hohes Potential für innere Unzufriedenheit bieten unsere Beziehungen zur Außenwelt. Jeder Mensch möchte anerkannt, beliebt und geliebt sein. Werden diese Bedürfnisse nicht entsprechend befriedigt, dann bleibt eine emotionale Lücke offen, die schwer zu füllen ist. Häufig müssen Kalorien als Kit gegen Risse im Gefüge herhalten. Unsere Gesellschaft erwartet von uns, dass wir funktionieren, was wir auch gerne tun, solange es gut läuft. Immerhin führt dies zu Anerkennung und Bewunderung. Eine Störung dieser Beziehung wird von der Gesellschaft nur selten kompensiert. Beispielhaft seien hier auch Familie und Freunde genannt. Man kann sich die Familie nicht aussuchen und wenn man dem Bild und den Erwartungen der Familie nicht entspricht, dann führt dies zu innerer Unruhe. Dabei genügt es bereits, wenn man nur das subjektive Empfinden hat, nicht wirklich den Erwartungen zu entsprechen.

Die nachfolgenden Abschnitte in diesem Kapitel sollen nicht als wissenschaftliche Abhandlung verstanden werden, sondern lediglich einige Ideen zur Thematik liefern.

Zufriedenheit

In zahlreichen Seminaren haben wir festgestellt, dass es den Teilnehmern wesentlich schwerer fällt, sich darüber klar zu werden, was sie zufrieden macht, als über das, was sie unzufrieden macht. Das ist interessant, denn offenbar haben wir ein klareres Bild von unserem Unglück als von unserem Glück! Dabei spielen unsere Überzeugungen und inneren Bilder eine ganz wichtige Rolle, welche Entscheidungen wir „aus dem Bauch heraus" treffen, welche Werte wir vertreten und wie wir unser Leben gestalten. Es lohnt daher auf alle Fälle, sich zu überlegen: Was macht mich wirklich glücklich?

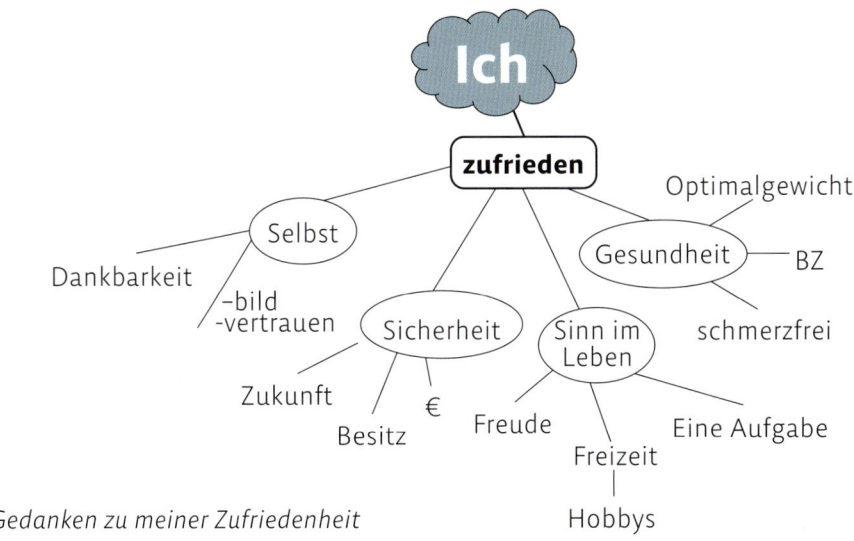

Gedanken zu meiner Zufriedenheit

Eine gute Gesundheit ist natürlich erstrebenswert, erlaubt sie uns doch, das Leben nach unseren eigenen Vorstellungen zu gestalten. Dazu gehört z.B. ein Leben ohne Schmerzen, dass man einfach irgendwo hingehen kann, ohne sich über das Wie Gedanken machen zu müssen, keine Medikamente nehmen zu müssen, die Blutwerte im Griff zu haben oder eine günstige Prognose für die Gesundheit. Und eine knackige Figur gilt auch als erstrebenswert. Vielleicht aber auch eine „gesunde" Figur.

Sicherheit ist ein ganz wichtiger Faktor der Zufriedenheit. Sorgenfrei zu sein, zu wissen, was morgen kommt, Eigentum zu haben und die Sicherheit, auch morgen noch alles bezahlen zu können, das beruhigt den Geist und lässt ruhig schlafen. Zufriedene Menschen sind eins mit sich – selbst wenn es nicht so gut läuft oder gerade Schwierigkeiten auftauchen. Sie sind dankbar für das, was sie haben und was sie bereits erleben durften. Diese Dankbarkeit kann sogar den Wunsch nach

Sicherheit überflügeln, denn diese Menschen sind sich auch im Klaren über ihre Stärken und ihr Können. Sie haben Selbstvertrauen. Selbstvertrauen heißt, sich selbst vertrauen zu können. Zu wissen, was gut und was schlecht ist, nein sagen zu können und alles zu tun, um ein beschlossenes Ziel zu erreichen. Ein stabiles Selbstbild hilft, sein Leben klar zu strukturieren und sich auf die wesentlichen Dinge konzentrieren zu können.

Die mit Abstand stärkste Komponente der Zufriedenheit kommt aber aus dem Gefühl, dass das eigene Leben einen Sinn hat und dass man gebraucht wird. In jeder Studie und Analyse ist dieser Aspekt der stärkste Faktor für ein zufriedenes Leben. Egal, was man tut, wenn das eigene Leben als sinnvoll betrachtet wird, gibt es einen richtigen Zufriedenheitsboost. Den Sinn gibt man seinem Leben selbst. Das kann sehr einfach sein, weil z.B. Kinder die ganze Aufmerksamkeit auf sich ziehen oder ein Familienmitglied zu pflegen ist. Es kann aber auch sehr schwer fallen und zu einem langen Prozess werden. Um wie viel wichtiger ein Sinn im Leben gegenüber finanziellem Wohlstand ist (vorausgesetzt, die finanzielle Grundsicherung ist gegeben und es ist genug Geld im Haus, um ein würdiges Leben zu führen), erklärt beispielsweise Til Schweiger in einem Interview so: „Ich habe früher immer mit meiner Rolle als Schauspieler gehadert: Ich mache ja nur Faxen vor der Kamera und kriege dafür auch noch Geld. Jeder Polizist, jeder Soldat, jede Krankenschwester leistet mehr für die Gesellschaft. Ich vermiete nur mein Gesicht. [...] Jetzt schaffe ich etwas viel Relevanteres." Er hatte sich vorgenommen, Unterkünfte für Flüchtlinge zu bauen und dieses Helfenkönnen gab ihm Kraft.

Prägungen und Glaubenssätze

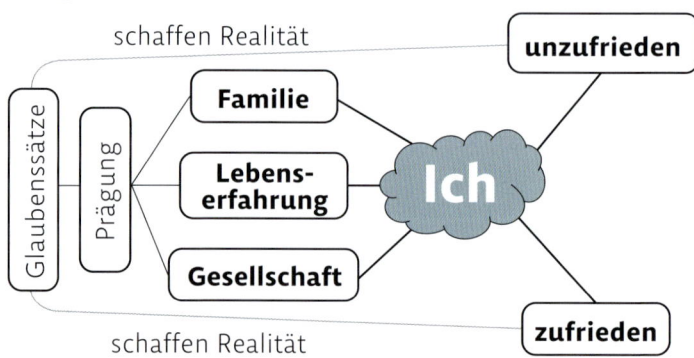

Glaubenssätze sind Bestandteil unserer Persönlichkeit und haben die Macht, Realität zu erschaffen, weil sie in unserem Unbewussten das Handeln steuern.

Ein heranwachsendes Kind steht unter dem Einfluss vor allem seiner Eltern und auch seiner Umgebung und sammelt damit Erfahrungen, die zur eigenen Lebensgeschichte werden. In späteren Lebensphasen werden andere Einflussfaktoren wie die Gesellschaft, Freunde („Peers"), Schule, berufliches Umfeld etc. wichtiger. Das Kind, das noch keine Vergleichsmöglichkeit hat, speichert alles ab, um einen Erfahrungsschatz aufzubauen, mit dem es später jede Situation schnell und instinktiv beurteilen kann. In der frühen evolutionären Entwicklung des Menschen war dies sehr wichtig, denn in kritischen Situationen blieb ihm meist wenig bis keine Zeit zum Nachdenken. Stattdessen war rasches und effizientes Handeln entscheidend. Einmal Erlerntes, das sich bewährt hat, ist entsprechend schwer wieder umzulernen. So kommt es im Laufe des frühen Lebens eines Menschen zu einer Sammlung an prägenden Mustersituationen und Erinnerungen. Kennen Sie den Spruch: Bis ich sieben Jahre alt war, dachte ich, ich heiße „Nein"? Tatsächlich hören wir viel öfter negative Affirmationen (tue dieses NICHT, tue jenes NICHT, lass das sein, das kannst du NICHT, das ist NICHTS für dich …) als positive Unterstützung (das hast du gut gemacht, das schaffst du bestimmt, das klappt jetzt noch nicht, aber bald wirst du es können). Kein Wunder, wenn dem heranwachsenden Gehirn mehr Angst und Sorge vor der Zukunft und das eigene Versagen eingeprägt wird als Mut und Zuversicht, die Herausforderungen mit Bravour zu meistern. Dabei ist es nicht die Schuld der wohlmeinenden Eltern, die ihr Kind schützen wollen. Wer will schon, dass sich das eigene Kind wehtut? Vielleicht haben es die Eltern im positivsten Sinne gut gemeint, aber den falschen Tonfall erwischt? Vielleicht haben sie (die Eltern) einmal (oder öfter) den falschen Tonfall erwischt, weil wir (die Kinder) zuvor lästig waren? Dennoch waren wir gekränkt und verunsichert. Dennoch haben sich viele Situationen und Erfahrungen in unser Unbewusstes eingegraben und bilden nun einen Teil unserer Persönlichkeit, und zwar in Form von Glaubenssätzen.

Glaubenssätze drücken aus, was ich glaube, was von mir erwartet wird. Sie drücken nicht aus, was WIRKLICH von mir erwartet wird. Glaubenssätze drücken auch nicht aus, was jemand zu mir gesagt hat, sondern was ich GLAUBE, was die Person mir sagen wollte. Daher ist es wenig sinnvoll, „Schuldige" für meine Glaubenssätze zu finden. Es ist jedoch sehr sinnvoll, das herauszufinden, was ich GLAUBE, was man von mir erwartet oder gefordert hat. Denn diese Glaubenssätze wollen erfüllt werden. Sie nagen tief in unserem Unbewussten und melden sich mit unklaren Signalen wie Unwohlsein oder besonderer Freude zu Wort.

Glaubenssätze entstehen also in uns als Konsequenz dessen, wie wir die Welt erleben und sehen. Es macht keinen Sinn, anderen Menschen Schuld zuzuweisen und zu hoffen, dass sich dadurch etwas ändert. Das kann vielleicht tatsächlich einmal vorkommen, der verlässlichere Weg ist aber, in sich selbst zu suchen, welche Situationen oder welche Menschen man in Erinnerung hat, die das eigene Leben beeinflusst haben, und dann zu überlegen, was man geglaubt hat, was andere von einem selbst erwartet haben. Es geht also nicht darum, was andere wirklich wollten, sondern darum, was man selbst glaubte, wenn andere etwas mitteilten oder taten. An diesen Glaubenssätzen kann man nur selbst etwas ändern – und es lohnt allemal!

Positive Glaubenssätze (ich kann das, das habe ich noch immer hinbekommen, ich bin ein Kind des Glücks) haben das Potential, unser Leben deutlich angenehmer zu machen. Dabei lässt sich unser Gehirn austricksen und es kann neue positive Glaubenssätze aufbauen. Ob das lange dauert und langwierig ist oder schnell und relativ leicht geht, nun, auch das ist schon ein Glaubenssatz.

Glaubenssätze können also unsere Verbündeten sein, wenn wir positive Glaubenssätze aktivieren oder neu trainieren, oder sie können unsere größten Feinde sein, die sich uns in den Weg stellen, wo es nur geht.

Viele Erfahrungen und Gedanken prägen sich nicht nur in unser Bewusstsein ein, sondern werden auch als Nervenverbindungen in der Struktur unseres Gehirns verankert. Je öfter ein Gedanke gedacht oder etwas gelernt wird – man denke an das lästige Wiederholen von Vokabeln –, desto fester und dauerhafter wird dies in der Struktur des Gehirns verankert. Das Gehirn behält aber seine Fähigkeit bei, sich zu verändern, neue Verknüpfungen zu verankern und nicht benötigte Verbindungen zu schwächen. Man kann sich das so vorstellen, wie ein Weg in einer Wiese entsteht. Wir stellen uns eine romantische Wiese in einem Alpental vor, durch die ein Weg führt, der von allen benutzt wird. Es wächst kein Gras auf dem Weg, weil er so oft benutzt wird. Eines Tages aber schlägt der Blitz in eine Eiche, die am Weg steht, und sie fällt direkt auf den Weg, der nun unbenutzbar wird. Eine junge Mutter mit ihrem Kind kommt am nächsten Morgen des Weges und muss sich nun einen neuen Weg durch das hohe und noch nasse Gras suchen. Das ist beschwerlich und lästig. Im Gras bleibt aber ihre Spur, und der nächste folgt ihr und der nächste und der nächste. Langsam wird ein schmaler Weg daraus, der durch die häufige Benutzung breiter wird und den alten Weg ersetzt, der nun langsam zuwächst. Dieses Bild stellt gut dar, wie wir neue Gedanken und Überzeugungen erst langsam und beschwerlich, später immer leichter denken und wie sie direkt in unserem Gehirn verdrahtet werden und dabei nicht mehr benötigte (schädliche) Gedanken ersetzen.

Das Gesamtbild

Wenn wir alle Elemente zusammenfügen, dann kommen wir automatisch zu der Erkenntnis, dass Abnehmen zwar die Figur und auch die Blutwerte deutlich verbessern kann, was mehr als wünschenswert und großartig ist! Allerdings bleiben auch viele Quellen der Unzufriedenheit aktiv, und zu viele Quellen der Zufriedenheit bleiben ungenutzt, um die Herausforderungen zu meistern, die ein neuer Lebensstil mit sich bringt. Wer überlegt sich schon wirklich vor einer Abnehmphase, wie lange nach dem Abnehmen man noch mit der Ernährungsumstellung und dem aktiveren Lebensstil zu kämpfen hat, bis beide unumstößliche Gewohnheit geworden sind? Angenommen, Frau Sabina M. will 10 kg abnehmen. Nach 5 kg allerdings „steht" sie. Über drei Wochen weigert sich ihre Waage, auch nur ein Gramm weniger anzuzeigen. Sämtliche Versuche, die Waage zu bestechen, schlagen fehl.

Viel Mühe ist umsonst und Frau M. ist frustriert. In dieser Situation kann die kleinste Störung dazu führen, dass sie das ganze Projekt „Abnehmen" aufgibt, sich wieder so ernährt wie vorher und zunimmt. Und sie nimmt auch wieder zu. Sie wiegt nun ein wenig mehr als vor der Diät. Nun verstärkt sich ihr Glaubenssatz, dass sie es eh nicht schaffen wird. Das haben ihre Kollegen und Freunde und ihre Familie auch immer wieder gesagt. Sie ist halt ein Mensch, der eine dicke Haut hat und dafür gemütlich und gesellig ist. Es wurmt sie zwar, weil sie es endlich schaffen und es sich selbst beweisen wollte, aber nun traut sie sich keinen weiteren Versuch mehr zu.

Frau M. ist in die häufigste Falle getreten: Sie war der Meinung, dass Abnehmen sie glücklich machen würde. Anstatt sich über den bisherigen Erfolg zu freuen und stolz auf sich zu sein und damit positive Glaubenssätze zu stärken, hat sie der Unzufriedenheit Platz gegeben.

Stellen wir uns vor, Frau M. hätte stattdessen für sich überlegt, was sie zufrieden macht. Nehmen wir an, Frau M. fürchtet, sie könnte später krank werden, wenn sie nicht abnimmt. Für viele der Stoffwechselprobleme ist Übergewicht auch ein wichtiger Risikofaktor. Aber auch Rauchen, Alkohol und zu wenig Bewegung sind wichtige Risikofaktoren. Übergewichtige, die sich regelmäßig bewegen, werden seltener krank als Schlanke, die sich nicht bewegen.

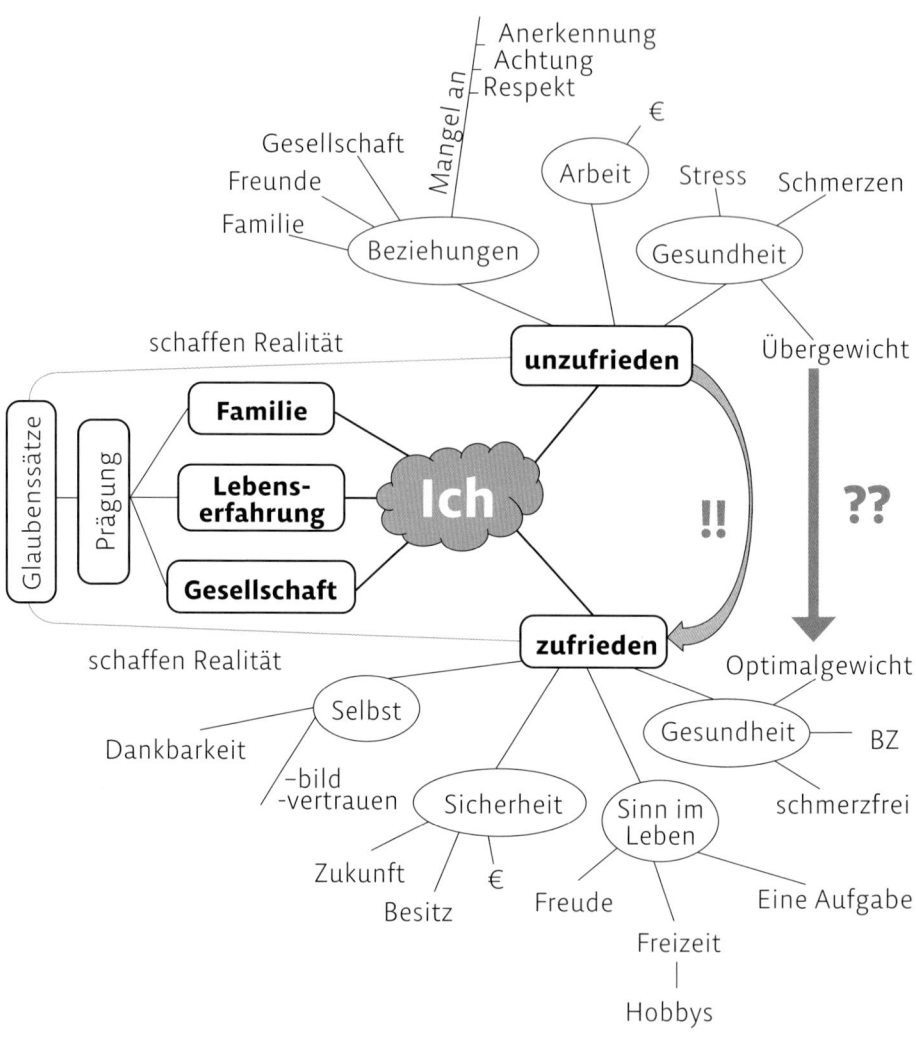

Nur selten gelingt es, abzunehmen und dauerhaft reduziertes Gewicht zu halten. Die Fokussierung auf das Gewicht scheint ungeeignet, um dauerhafte Zufriedenheit zu schaffen. Stattdessen ist das Körpergewicht Ausdruck vieler Faktoren, die unser Leben positiv oder negativ beeinflussen.

Der gerade Pfeil deutet an, dass ein Gewichtsverlust nicht unbedingt zur Zufriedenheit führt.

Der gebogene Pfeil deutet an, dass eine Transformation stattfinden muss, um das Gesamtempfinden zu verbessern und damit die Energie für dauerhafte Änderungen zu liefern.

Die Transformation

Frau M. hätte sich zur Erreichung ihres Zieles, ihre Gesundheit aufrecht zu erhalten, auch vornehmen können, sich regelmäßig zu bewegen. Wenn sie das schafft – und es ist wesentlich leichter, sich regelmäßig zu bewegen als konsequent abzunehmen –, dann stärkt das ihr Selbstvertrauen. Damit wird es ihr leichter fallen, weitere Änderungen in ihr Leben einzubauen, wie z.B. eine bessere Stressbewältigung, schrittweise ihre Ernährung zu optimieren und bewusst mehr und mehr Zufriedenheit in ihr Leben zu holen. Damit verbessert sie ihre Gesundheit – und zwar ohne Verzicht – und bereichert ihr Leben.

Somit hat sie ihren persönlichen Plan für ihre Transformation eines hinderlichen Selbstbildes und Lebensstils hin zu einem förderlichen Selbstbild und Lebensstil. In unserer nächsten Abbildung ist dies durch einen gebogenen Pfeil angedeutet. Frau M. könnte hier ihre Gedanken eintragen, wie sie den Zustand der Zufriedenheit möglichst sicher erreicht. Es geht nicht darum, möglichst schnell zu sein, es geht darum, das Ziel sicher zu erreichen!

Sie finden nachfolgend ein Blankoschema, das Sie nutzen sollten, um Ihre eigene Situation zu reflektieren, Glaubenssätze zu identifizieren und zu definieren, welche Zufriedenheitsfaktoren für Sie wichtig sind. Die bisherigen Ausführungen sollen Ihnen Ideen für Ihre eigene Analyse bieten. Wenn Sie genügend positive Glaubenssätze in sich finden, dann nutzen Sie diese und stärken Sie sie. Sollten aber positive Glaubenssätze fehlen, dann überlegen Sie, wie ein positiver Glaubenssatz aussehen könnte, der Ihnen hilft. Wir werden später die Glaubenssätze verankern und stärken. Sie können die Druckvorlage hier herunterladen:

 https://www.wdsso.com/downloads

Viel Spaß und Erfolg dabei!

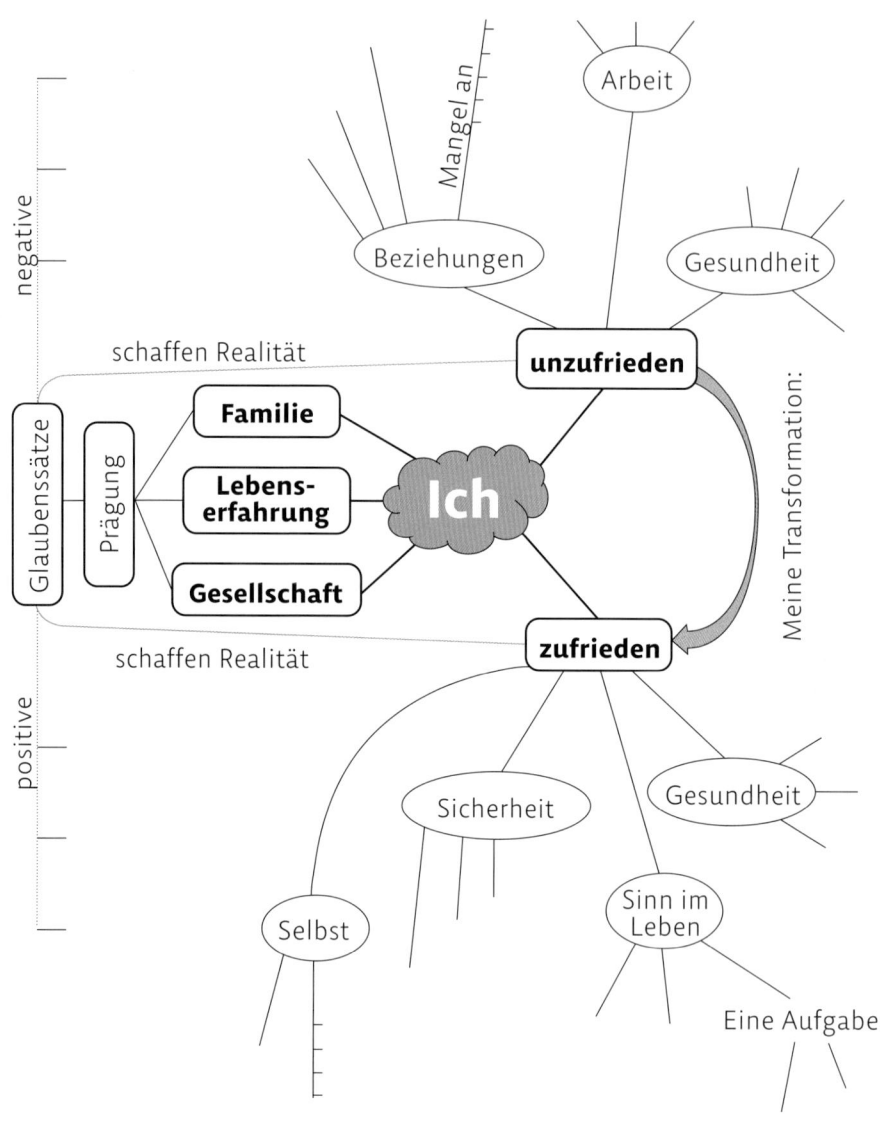

negative

positive

Mangel an

Arbeit

Beziehungen

Gesundheit

schaffen Realität

unzufrieden

Glaubenssätze

Prägung

Familie

Lebens-erfahrung

Ich

Gesellschaft

schaffen Realität

zufrieden

Meine Transformation:

Sicherheit

Gesundheit

Selbst

Sinn im Leben

Eine Aufgabe

Meine persönliche Situation unter Link:
https://www.wdsso.com/downloads

110

Mein Stress,
dein Stress,
Stress ist immer da!

Stress ist heute allgegenwärtig. Ob es sich aber jedes Mal wirklich um Stress handelt, wenn er beschworen wird („Tut mir leid, ich bin im Stress ...!") oder doch eine Konsequenz schlechter Zeitplanung ist, das wollen wir an dieser Stelle nicht genauer untersuchen.

Die Schnellen und die Toten

Im Rahmen der evolutionären Entwicklung des frühen Menschen spielte Stress für das Überleben eine wichtige Rolle. Für Tiere und für den frühen Menschen war es von entscheidender Bedeutung, eine mögliche und lebensbedrohliche Gefahr frühzeitig zu erkennen und sofort zu reagieren – meist mit Totstellreflex, Kampf oder Flucht. Angenommen, ein längliches Ding liegt am Boden, es scheint sich zu bewegen. Es könnte eine giftige Schlange sein! Für langes und ausgewogenes Überlegen ist in so einer Situation keine Zeit. Also erschafft das Gehirn aus diesen sehr mangelhaften Informationen ein fertiges Bild und setzt dabei das langsame analytische Denken außer Kraft. Man nimmt eine Schlange wahr, die potentiell gefährlich ist, erschrickt und springt reflexartig zur Seite. Nach einer ersten Schrecksekunde stellt man vielleicht fest, dass es nur ein seltsam geformter Ast war, der am Boden liegt und auf den man fast getreten ist. Aber vor der Erfindung der schlangenbisssicheren Bergschuhe konnten die Menschen nicht das Risiko eingehen, einem potentiell gefährlichen Tier zu nahe zu kommen. Daher hat sich das Modell durchgesetzt: sei schnell oder tot. Für die Schreck- oder Stressreaktion wird kurzfristig Energie bereitgestellt. Nach der Aktivität werden Reparaturmechanismen aktiviert und die geleerten Energiedepots wieder aufgefüllt. So schließt sich der Kreis im Zyklus von Wahrnehmung einer potentiellen Gefahr, Stressreaktion, Energieverbrauch, Reparatur und Wiederherstellung der Normalität.

Sehen wir uns nun die Stressreaktion im Körper genauer an.

Stress und die Reaktion des Körpers

Betrachten wir ein vereinfachtes Modell des menschlichen Gehirns. Im Laufe der Evolution waren zunächst nur einfache Steuersysteme nötig, um das Überleben zu sichern: die Kontrolle der lebenswichtigen Funktionen des Körpers, wie Herzschlag, Blutdruck, Verfügbarkeit von Energie (Blutzucker und Fett), Mineralstoffhaushalt, Körpertemperatur, Atmung etc. All dies läuft ohne bewusste Kontrolle ab, also unbewusst. Die lebenswichtigen Funktionen werden vom Unbewussten gesteuert. Wir vermeiden das Wort „Unterbewusstsein", denn es legt nahe, dass etwas UNTER dem Bewusstsein abläuft, also unterhalb der Kontrolle des Bewusstseins, und das ist nur eingeschränkt der Fall. Das Unbewusste also hat Kontrolle über die überlebenswichtigen Funktionen des Körpers. Diese Funktionen sitzen im obersten Ende des Rückenmarks und in den alten Hirnteilen.

Die neueste Errungenschaft des Menschen ist die moderne Großhirnrinde (Neocortex). Es handelt sich dabei um eine ca. 6 mm dicke Schicht an Nervenzellen, die im vorderen Teil des Gehirns wie eine Kappe dem Gehirn aufsitzt. Hier sind die höheren Funktionen lokalisiert, wie Planung, Rechnen, Entschlüsse fassen etc.

Die beiden Gehirnbereiche haben eine gänzlich unterschiedliche Art zu arbeiten. Die Teile des Unbewussten müssen eine Menge Informationen gleichzeitig verarbeiten. Dabei sind Erinnerungen und Erfahrungen wichtig. Das Unbewusste hat keine klare Sprache. Es drückt sich in Bildern, Farben, Tönen, Gefühlen oder Emotionen aus. So haben wir z.B. „Durst" oder „Hunger" oder „Lust auf Salziges" oder ein „ungutes Gefühl". Es ist schwer, ein „ungutes Gefühl" zu definieren und zu erklären. Das ist wiederum die Art, wie unser Bewusstsein arbeitet: logisch, mit Daten und einer klaren Sprache. Es fällt uns leicht, 2 und 2 zusammenzuzählen. Das haben wir uns – zum Teil mühevoll – erarbeitet. Dennoch geht das Lernen von logischen Zusammenhängen relativ schnell. Geht es aber darum, Gefühle zu ändern, dann ist der Lernprozess wesentlich langsamer. Frisch Verliebte brauchen ca. sechs Monate, um festzustellen, dass der Traummann oder die Traumfrau in Wahrheit ein Frosch ist, der nie hätte geküsst werden dürfen. Anders herum ist der Verlust einer geliebten Person nicht in wenigen Tagen oder Wochen verarbeitet. Das kann Jahre dauern! So langsam sind das Lernen und das Umformen von Emotionen!

Denken kostet viel Energie. Obwohl das Gehirn nur 2 % der Körpermasse ausmacht, so verbraucht es doch bis zu 20 % der Energie! Es ist verständlich, dass in Notzeiten, wenn Energie gespart werden muss, gewisse energieraubende Funktionen gedrosselt werden. Die systemerhaltenden Funktionen laufen weiter, während dem Denken, dem Willen und der Disziplin der Nährboden entzogen wird. Sie glauben uns nicht? Dann gehen Sie zum Kühlschrank oder zur Süßigkeitenschatzkiste und greifen beherzt zu. Schreiben Sie nun Ihr Abnehmprogramm so wie Sie es durchziehen wollen nieder, stecken Sie den Plan in ein Kuvert und verschließen Sie es. Tags darauf wird gefastet. Schon am Morgen keinen Zucker in den Kaffee, tagsüber nur Wasser sowie Tee und nach dem Abendessen, das aus einem Buffet an verschiedenen Tees besteht, schreiben Sie wieder ein Abnehmprogramm für sich. Zu essen gibt es erst am nächsten Tag etwas. NACH dem ausgiebigen Frühstück vergleichen Sie die beiden Abnehmprogramme. Welches ist strenger?

Sicherlich das, bei dem die Planungs- und Disziplinzentren ausreichend versorgt waren und gut gearbeitet haben, also im satten Zustand. Wenn die Nahrung knapp wird und der Körper in Stress gerät, dann gibt der Planungsgeist die Kontrolle ab. Und zwar an die lebenserhaltenden Systeme, die das Kommando übernehmen.

Stress kann viele Ursachen haben. Ist der Stress ausgelöst, reagiert der Hypothalamus. Das ist die Integrationsstelle von Signalen aus dem Körper und von höheren Gehirnzentren. Über die Hypophyse wird ein Hormon freigesetzt (ACTH), das in der Nebennierenrinde die Freisetzung der Stresshormone Cortisol und Adrenalin stimuliert. Da der Stress den Körper auf einen Kampf oder eine Flucht vorbereitet, wird sofort höchste Leistungsbereitschaft hergestellt: Der Puls wird schneller, der Blutdruck höher, Glukose wird aus der Leber freigesetzt, damit steigen Blutzuckerspiegel und Atemfrequenz, manche Menschen beginnen zu schwitzen, das Immunsystem wird bei kurzfristigem Stress aktiviert, bei chronischem Stress aber heruntergefahren. Es kann zu einer Entspannung zum Darmende hin kommen, was zu einer spontanen Entleerung führen kann. Viele dieser und weiterer Stressreaktionen finden in der deutschen Sprache ihren Niederschlag, wie z.B. Angstschweiß, Schiss haben, Angstfurz, es schnürt mir die Kehle zu. Aber auch andere emotionale oder seelische Zustände finden im Körper ihren Ausdruck: Schmetterlinge im Bauch haben, Laus über die Leber gelaufen, er trägt das Herz auf der Zunge, sie hat ein großes Herz, er bricht ihr das Herz, mir kommt die Galle hoch und viele andere. Diese Beispiele verdeutlichen auch, dass sogar manche Organe mit bestimmten emotionalen Zuständen in Zusammenhang gebracht werden.

Damit noch lange nicht genug! Die Körperhaltung wirkt auf die Emotionen und umgekehrt! Gehen Sie eine Minute mit herabhängenden Schultern, einem Buckel und langsamen, schlurfenden Schritten im Raum herum. Wie fühlen Sie sich jetzt? Gehen Sie jetzt aufrecht, geradezu stolz, mit festen Schritten herum. Ändert sich

Ihre Stimmung? Und ob! Oder setzen Sie sich vor einen Spiegel (oder eine Wand; wir hoffen, dass Sie lieber in den Spiegel sehen!). Machen Sie Grimassen. Versuchen Sie, traurig dreinzuschauen. Und spüren Sie, wie das sofort Ihre Stimmung ändert. Und nun lächeln Sie. Und in dieser guten Laune beenden wir die Übung.

Wir haben gesehen, dass alleine die Information der Muskelspannung, der Haltung etc. dem Gehirn die notwendigen Informationen gibt, wie es sich gerade zu „fühlen" hat!

Wenn wir erschrecken, dann wissen wir sehr wohl, dass wir gerade überrascht wurden. Aber der Schreck drückt sich aus in Herzklopfen, Schwitzen, erst stockendem und dann schnellem Atem, Zusammenzucken etc. Auch hier liest das Gehirn die Informationen aus dem Körper aus.

Wie wir oben gesehen haben, steht die Kontrolle der Körperfunktionen primär unter der Aufsicht des Unbewussten! Daraus ergibt sich eine sehr interessante Schleife: Unbewusste Signale verändern Funktionen im Körper. Diese Änderungen können wir bewusst aus dem Körper auslesen und damit Rückschlüsse über unseren gegenwärtigen Zustand gewinnen. Im Kapitel „Die Macht des Geistes" erfahren wir, wie effizient das Unbewusste auf den Körper wirkt. Wenn wir eine Lüge erzählen, und sei sie auch noch so unbedeutend, dann sinkt die Muskelspannung. Das funktioniert auch, wenn wir uns gar nicht bewusst sind, dass es eine Lüge ist. Da das Unbewusste sehr viele körperliche Funktionen steuert, verfügt es über viele Informationen, die uns nicht bewusst sind. Auch unbewusste Informationen können zu Veränderungen im Körper führen! So kann ein geschickter Kinesiologe gute Erfolge beim Austesten von Lebensmittelunverträglichkeiten erzielen. Mit geschickten Fragen und dem Auslesen der Muskelspannung können unbewusste Informationen in eine klare und logische Sprache übersetzt werden.

Wir machen uns dieses Prinzip ebenfalls zunutze. Und lassen zunächst den Vater dieser Erkenntnisse hochleben: Antonio Damasio. Der portugiesischstämmige US-Neurologe erkannte diesen Zusammenhang und gab ihm den Namen „somatische Marker". Damit ist gemeint, dass sich ein emotionaler Zustand durch Steuerung des Unbewussten im Körper abbildet und dieser körperliche Zustand durch die Sensoren des bewussten Denkens ausgelesen werden kann. Im Körper (griech. „soma") zeigen sogenannte Marker (aus dem Englischen) die unbewussten Zustandsänderungen an. Wir können die somatischen Marker nutzen, um interessante Dinge über uns selbst zu erfahren! Das Ganze ist im Grunde schon mehr als interessant. Wir können die wichtigsten Dinge lernen, die uns helfen, eine starke Vision für unser Leben aufzubauen! Es mag wichtig sein, 10 %

Körpergewicht zu reduzieren, um den Blutzucker in einen besseren Bereich zu bringen oder auf Cholesterinsenker verzichten zu können. Kommt es aber zu Belastungen, die erdrückend werden, dann übernehmen die Selbsterhaltungssysteme wieder und organisieren den Aufbau von Reserven für schlechte Zeiten. Eine andere gefährliche Situation finden wir vor, wenn wir zwar intellektuell wertvolle Entschlüsse fassen, diese aber nicht mit dem unbewussten Denken und Wünschen in Übereinstimmung zu bringen sind. Das Unbewusste lernt langsam und hat seine eigene Logik – bzw. eben Nicht-Logik. Will man Ziele erreichen, die vom Unbewussten nicht unterstützt werden, so kommt es zum Konflikt. Mit anderen Worten: Der innere Schweinehund hat gesiegt. Gegen die Macht des Unbewussten ist es schwer anzukommen.

Dauerstress

Viszeralfett

Dauerstress, auch wenn er nicht ständig präsent ist, aber als Bedrohung wahrgenommen wird, kann zu körperlichen Veränderungen führen. Dieser Dauerstress kann besonders heimtückisch sein, denn man muss ihn nicht ständig spüren. Es reicht, wenn unter der Bewusstseinsschwelle ständig ein „ungutes" Gefühl herrscht. Ein erhöhter Cortisolspiegel kann das Wachstum des Bauchfetts anregen. Das Bauchfett setzt ein Hormon frei, das die Wirkung des Insulins reduziert. Man spricht von Insulinresistenz. Liegt eine Insulinresistenz vor, dann steigt der Nüchternblutzuckerspiegel. Das Pankreas muss nun mehr Insulin freisetzen, um den Blutzucker wieder nach unten zu korrigieren. So beginnt ein Kreislauf, der zu verstärkter Insulinresistenz und erhöhten Insulinspiegeln führt. Irgendwann kommt das Pankreas mit der Insulinproduktion nicht mehr nach und stellt die Insulinproduktion ein. Dann muss ab diesem Moment Insulin gespritzt werden.

Die beste Prävention ist natürlich das Abnehmen (in Kombination mit einem körperlich aktiven Lebensstil). Ohne eine Verbesserung des Stressempfindens, sei es durch Stressreduktion oder eine verbesserte Resilienz, wird das Abnehmen aber sehr schwer fallen. In dieser Situation ist es empfehlenswert, erst einmal den Stress in den Griff zu bekommen!

Hunger

Stress ist eine wichtige Ursache für schlechten Schlaf. Wer unausgeruht ist, verspürt ein stärkeres Hungergefühl als jemand, der eine erholsame Nacht hinter sich hat. Dabei kann Stress zu Einschlafproblemen, Wachliegen, Aufwachen oder seichtem Schlaf mit geringem Erholungswert führen. Der Magen produziert ein Hormon, das Ghrelin. Ist der Magen gefüllt, wird kein Ghrelin ins Blut ausgeschüttet. Erst wenn der Magen sich leert, erhöht sich der Ghrelinspiegel im Blut. Je länger die letzte Mahlzeit zurückliegt, desto höher ist der Ghrelinspiegel im Blut und löst zuerst Hunger, dann ein Heißhungergefühl im Hypothalamus aus. Je mehr Ghrelin, desto mehr Hunger. Mit Beginn einer Mahlzeit sinkt der Ghrelinspiegel im Blut sofort. Bei Ermüdung wird mehr Ghrelin gebildet. Dies kann zu einer vermehrten Nahrungszufuhr von über 200 kcal täglich führen! Das klingt nicht nach viel, aber da wir von Dauerstress reden, summiert sich der Kalorienüberschuss auf mehrere Kilo Fett pro Jahr!

Darmflora

Über die Darmflora wollen wir hier, wie bereits gesagt, nicht viel schreiben, denn einerseits ist das ein sehr spannendes aber hochkomplexes Thema, das es verdient, an anderer Stelle ausreichend gewürdigt zu werden. Andererseits gibt es bereits hochwertige Studien, die nahelegen, dass die Darmflora eine wichtige Rolle bei der Steuerung des Stoffwechsels spielt. Eine gute Versorgung mit Ballaststoffen und eine günstige Besiedlung des Darmes können sich auf Blutzuckerkontrolle, Sättigung, mentale Gesundheit, Gewicht und andere Gesundheitsparameter auswirken. Aber wir sind weit von einem Verständnis entfernt, ob und wie wir die Darmflora bei jedem einzelnen Menschen positiv beeinflussen können.

„Bauchhirn"

Um den Darm liegen Nervenzellen, die ein hochkomplexes Netzwerk ausbilden. Dieses Nervensystem (NS), das enterale Nervensystem, hat in etwa dieselbe Anzahl an Nervenzellen wie ein Hundegehirn. Dass es deswegen so gerne „verlorene" Kilos apportiert, ist allerdings nur eine Erzählung. Das enterale NS dient der Steuerung der Prozesse im Darm. Es ist nicht für das Denken ausgelegt, wie wir es vom Kopfhirn kennen. Allerdings besteht eine enge Beziehung zwischen Kopf- und Darmhirn. Der N. vagus läuft entlang der Wirbelsäule und sendet Ausläufer zu fast allen Organen, so auch zum Darm. Es ziehen aber viermal mehr Fasern vom Darm zum Gehirn als andersherum. So erklärt sich zumindest zum Teil der Einfluss der Darmflora auf das Verhalten. Darmbakterien können hormonähnliche Substanzen produzieren, die an Rezeptoren an den Nervenenden binden und somit ein Signal im Gehirn auslösen.

Selbstanalyse

Wenn man etwas ändern möchte, dann muss man wissen, was man ändern möchte. Nur wenn man den Startpunkt kennt, dann kann man seine Fortschritte erkennen und sich dafür entsprechend belohnen. Das Projekt „Idealgewicht" oder „Wohlfühlgewicht" ist eine gewisse Herausforderung und umfasst mehrere Bereiche:

· Ernährung,
· Bewegung,
· Entspannung.

In den letzten Kapiteln haben wir uns bereits mit diesen Aspekten beschäftigt und gesehen, wie wichtig Entspannung oder Entstressung ist, um sich unabhängig von äußeren Störungen zu machen und eine dauerhafte Fokussierung auf das Ziel zu erreichen.

Beginnen wir also mit der Analyse des Istzustandes und überlegen uns nachher den gewünschten Seinzustand und welche Maßnahmen dorthin führen. Ein Beispiel macht diesen Prozess sehr anschaulich.

In der nächsten Abbildung ist eine grafische Form der Selbsteinschätzung dargestellt. Um sich mit Bewegung gesund zu erhalten, reichen sogar relativ geringe Maßnahmen wie täglich spazieren gehen. Um dem Wunschzustand näher zu kommen, sind mit größter Wahrscheinlichkeit andere Maßnahmen geeigneter. Überlegen Sie sich, was Sie denn erreichen wollen: schlank sein, einen muskulösen Körper haben, gesund bleiben, den Körper straffen, sich aktiver und wohler fühlen, einfach nur ein wenig das Abnehmen unterstützen, beweglicher werden, eine Treppe hinaufgehen können ohne zu schnaufen etc. und so weiter. Jetzt sind Sie dran!

In der Abbildung auf der nächsten Seite sind bereits drei Begriffe genannt: Bewegung, Regeneration und Beweglichkeit. Schätzen Sie sich nun selbst ein.

Bewegung

Machen Sie bereits ausreichend Bewegung? Regelmäßig und intensiv genug? Der vertikale Strich symbolisiert die Skala, mit der Sie sich einschätzen. Ganz unten heißt, dass es mit der Bewegung ganz und gar nicht gut aussieht. Ganz oben bedeutet, dass Sie bereits ausreichend Bewegung in Ihren Tagesablauf und Ihren Wochenplan eingebaut haben. In der Mitte ist es gerade so mitten drinnen – Sie machen schon Bewegung, aber Sie können noch einiges mehr machen. Markieren Sie nun mit einem Kreis, wie Sie sich aktuell einschätzen.

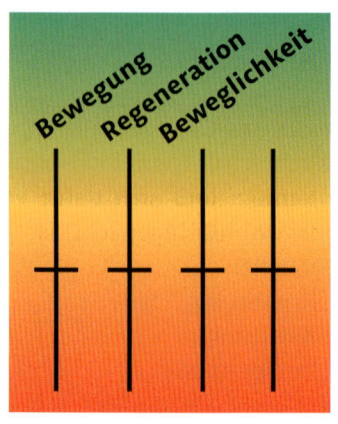

Regeneration: Bewegung oder Sport macht keinen Spaß, wenn man dann stundenlang schwitzt oder Unwohlsein auftritt, leichte vorübergehende Schmerzen auftreten (bei richtigen Schmerzen gehen Sie selbstverständlich zum Spezialisten!) oder man am nächsten Tag noch müde ist. Bei einer guten Regeneration darf man ruhig spüren, dass man sich angestrengt hat, aber es sollte für gewöhnlich ein gutes Gefühl sein, das einen stolz auf das Geleistete sein lässt. Wie ist es bei Ihnen um die Regeneration bestellt? Können Sie oft genug Bewegung durchführen oder sind Sie zu müde, zu matt, haben Schmerzen, einen Muskelkater, der Sie vom Training abhält? Je besser Ihre Regeneration ist, desto höher malen Sie einen Kreis.

Selbsteinschätzung Bewegung

Beweglichkeit: Wenn Sie jeden Tag spazieren gehen, dann fühlen Sie sich sicherlich wohl. Aber durch das Gehen werden die Sehnen nicht elastisch gehalten und ungewohnte oder größere Bewegungen fallen schwer. Das schränkt die Freude an abwechslungsreicher Bewegung drastisch ein! Je beweglicher Sie sind, desto mehr Spaß haben Sie, Neues auszuprobieren, Ihr Bewegungsprogramm abwechslungsreich zu gestalten und sich fit und wohl zu fühlen! Markieren Sie nun in unserer Abbildung, wie Sie sich einschätzen. Auch hier gilt: Je weiter oben, desto beweglicher sind Sie.

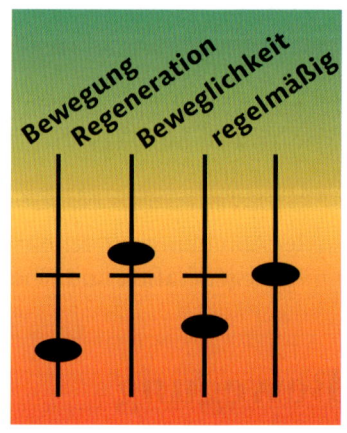

Freie Wahl: Fehlt Ihnen ein Punkt? Ausgezeichnet! Übernehmen Sie bereits jetzt Eigenverantwortung und überlegen Sie, was Ihnen zum Thema Bewegung noch einfällt, das ganz ex-

Selbsteinschätzung der Bewegung von Frau Aloisia K.

klusiv für Sie wichtig ist! Schreiben Sie Ihr Thema über den vierten vertikalen Strich und markieren Sie Ihre Selbsteinschätzung. Wenn Ihnen vorkommt, dass noch andere Punkte wichtig sind, dann nehmen Sie einfach ein Blatt Papier und gehen Sie vor, wie wir das eben dargestellt haben.

Beispiel: Frau Aloisia K. will ein paar Kilos abnehmen, aber vor allem will sie sich wohler fühlen. Ihre Dienste sind unregelmäßig und sie kommt daher auch nur unregelmäßig dazu, sich zu bewegen. Sie liebt lange Spaziergänge, aber nach einem Nachtdienst kann sie sich nicht aufraffen, loszugehen. Sie schätzt ihre Regenerationsfähigkeit als gut ein, allerdings will sie beweglicher werden, um sich „einfach fitter und wohler" zu fühlen. Sie sieht ein Problem in der Regelmäßigkeit ihrer Bewegung.

In der Abbildung auf Seite 118 unten sehen wir ihre Selbsteinschätzung. Da ihr aufgefallen ist, dass sie sich nur unregelmäßig bewegt, hat sie sich „Regelmäßigkeit" als freien Punkt ausgesucht.

Ernährung

Hunger: Oft ist es ein unstillbarer Hunger, der uns zu viel essen lässt. Der Hunger kann tatsächlich ein Hunger auf Nahrungsmittel sein, aber auch ein fehlgedeutetes Durstgefühl. Es könnte aber auch sein, dass ein Hunger nach Lebensgefühl dahintersteckt. Es macht einen großen Unterschied, ob man isst, weil man Hunger verspürt, oder weil einem z.B. langweilig ist. Jetzt ist zunächst wichtig, ob Sie viel Hungergefühl verspüren oder nicht. Markieren Sie in der nächsten Abbildung bei Hunger, ob Sie viel Hunger (unten) oder wenig Hunger (oben) verspüren.

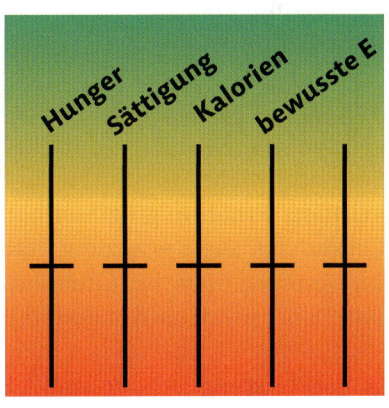

Sättigung: Der Hunger kann mehr oder weniger bohren, er kann auch leichter oder schwerer von einem Sättigungsgefühl abgelöst werden. Wir haben Menschen kennen gelernt, die an einem Minzezuckerl riechen und satt sind. Andere haben große Probleme, während des Essens oder nach dem Essen ein richtiges Sättigungsgefühl zu spüren. Wie geht es Ihnen? Kommen Sie schwer (unten) oder leicht (oben) zu einem Sättigungsgefühl?

Selbsteinschätzung Ernährung

Kalorien: Wir wissen genau, was wir sollten und müssten. Hand aufs Herz: Ist Ihre Kalorienbilanz in Ordnung? Wenn Sie zu viele Kalorien zu sich nehmen, markieren Sie im unteren Bereich. Wenn Sie schon reduziert haben, dann wandert die Wertung weiter nach oben!

Bewusste Ernährung: Wir schreiben bewusst nicht „gesunde Ernährung", sondern „bewusste Ernährung". Bevor man sich gesund ernährt, muss man erst ein Bewusstsein dafür entwickeln, was gesund ist, was erlaubt ist und was gerade noch toleriert wird. In diese Kategorie fällt auch die Entscheidung, ob Sie sich mit Mischkost versorgen, Vegetarier oder Veganer sind, einer Paleo-Diät folgen oder sonst einer (modischen) Strömung angehören. Sie sollten eine Ahnung haben, wie sich verschiedene Nahrungsmittel auswirken, welche Makro- und Mikronährstoffe notwendig sind, wie sich Ihre Nahrung zusammensetzt, ob Sie sie planen oder dem Zufall überlassen (vielleicht sogar dem Hunger beim Einkaufen?). Haben Sie ein hohes Bewusstsein für Ihre Ernährung? Wenn nicht, dann markieren Sie im unteren Bereich. Wenn Sie sich schon ausgiebig mit Ernährung befasst haben, dann platzieren Sie Ihre Markierung oben.

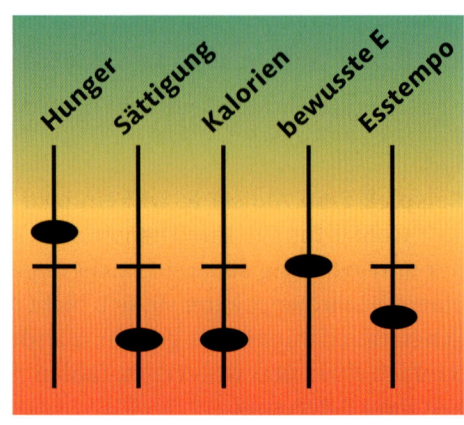

Selbsteinschätzung Ernährung von Frau K.

Freie Wahl: Was fehlt noch? Was fällt Ihnen auf, was Sie noch nicht so gut bei der Ernährung umsetzen? Was machen Sie besonders gut?

Beispiel: Frau Aloisia K. leidet zwar nur wenig an Hungergefühl, es fällt ihr aber schwer, ein Sättigungsgefühl zu erlangen und zu halten (siehe Abbildung Seite 122). Daher nimmt sie zu viele Kalorien auf, obwohl sie sich schon mit gesunder Ernährung befasst hat, wobei ihr Wissen über Ernährung noch viele Lücken hat. Die Umsetzung fällt ihr, besonders in schwierigen Phasen, schwer. Im Gespräch über ihre Situation stellt sie fest, dass sie zu schnell und zu hastig isst. Daher wählt sie das Esstempo als zusätzlichen Punkt aus.

In der Sendung „Ich, gesund!", die ich (Bernhard) einmal im Monat mit dem Neurologen Dr. Klaus Kieslinger live sende, hatten wir vor einiger Zeit Prof. Jens Blechert zu Gast, seines Zeichens Leiter des Eating Behaviour Laboratory der Universität Salzburg. Er berichtete von neuen Forschungsergebnissen, die nahe legen, jeden Bissen nicht nur zwanzig- oder dreißigmal zu kauen, sondern neunzigmal! Jeden Bissen, also auch Nudeln oder ein Stück Brot. Das erfordert eine Menge Disziplin, soll aber psychologisch sehr günstige Auswirkungen zu haben.

Entspannung

Wie wir gesehen haben, wirkt sich Stress auf verschiedenen Ebenen negativ auf unsere Gesundheit und unser Gewicht aus. Dabei meinen wir vor allem den chronischen Stress, der über lange Zeit wirkt.

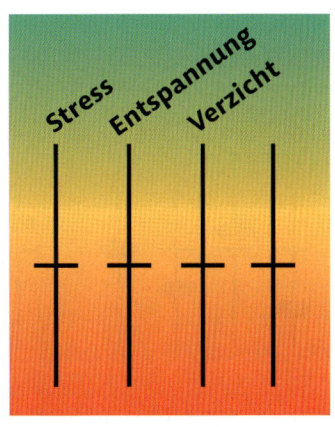

Selbsteinschätzung Entspannung

Stress: Wie ist Ihr aktueller Stresslevel? Haben Sie Sorgen, Ängste, unerfüllte Wünsche, Probleme? Denken Sie dabei ausnahmsweise auch an die Vergangenheit. Wie war Ihr Stressempfinden in den letzten Monaten, Jahren? Gibt es dauerhafte Belastungen in Ihrem Leben? Wenn Sie akuten Stress spüren, können Sie damit leicht umgehen (oben) oder bringt es Sie leicht aus der Bahn (unten)?

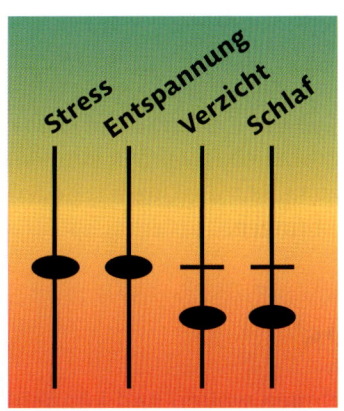

Selbsteinschätzung Stress von Frau Aloisia K.

Entspannung: Achten Sie gezielt auf Entspannung? Nehmen Sie sich bewusst Zeit, um Musik zu hören, Belletristik zu lesen, Rätsel zu lösen, eine Traumreise zu machen? Es sollte ausreichend Zeit genommen werden, um den Stress mit Entspannung zu neutralisieren. Markieren Sie oben, wenn Sie schon ausreichend entspannen, und unten, wenn Sie sich wenig Zeit zur Entspannung nehmen.

Verzicht: Wie leicht fällt es Ihnen, auf etwas zu verzichten, ohne nachher in eine Überkompensation zu kommen? Dabei ist es egal, ob Sie an Essen denken oder sonst etwas. Verzicht erzeugt im Gehirn Stress. Vieles kann

121

man transformieren, sodass aus Verzicht eine Herausforderung oder sogar eine echte Aufgabe wird, deren Bewältigung mit Glücksgefühlen verbunden ist. Im Moment wollen wir wissen, ob Sie schwer verzichten können (unten) oder leicht (oben).

Freie Wahl: Auch hier möchten wir Sie ermuntern, sich zumindest einen weiteren Punkt zu überlegen, der für Sie wichtig ist und noch nicht aufgeführt wurde.

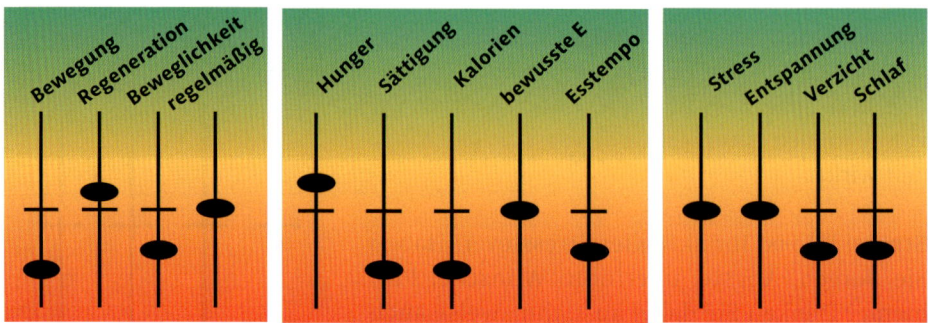

Selbsteinschätzungen von Frau Aloisia K.

Beispiel: Frau Aloisia K. hat nicht viel Stress, ihr Job ist sicher und sie lebt in einer guten Partnerschaft, aber sie nimmt sich andererseits wenig Zeit für sich selbst (siehe Abbildung oben). Der Gedanke, auf etwas verzichten zu müssen, gibt ihr ein leichtes Gefühl von Panik und Unzufriedenheit. In der Nacht wacht sie öfter auf und ist in der Früh nicht unbedingt gut erholt. Daher wählt sie „Schlaf" als zusätzlichen Punkt aus.

Sehen wir uns nun die gesamte Momentaufnahme von Frau Aloisia K. an (siehe oben). Man sieht schnell, wo wichtige Defizite sind, die behoben werden können. Der nächste Schritt ist nun, Wege zu überlegen und zu finden, die Qualität in den Tagesablauf bringen und sie immer näher an ihr Ziel bringen.

Bestimmung des „Sollwertes"

Nun überlegen wir, wo wir Verbesserungen vornehmen wollen und können. In unsere Grafik zeichnen wir die gewünschten Zielwerte als leere Ovale ein, wie in der nachfolgenden Abbildung dargestellt. Die beiden Pfeile bei „Bewegung" verdeutlichen, dass hier eine Optimierung angestrebt wird. Nehmen

Sie Ihre eigene Selbstanalyse zur Hand und überlegen Sie Schritt für Schritt, wie Sie sich selbst einschätzen und welche Punkte Sie verbessern wollen oder sollten.

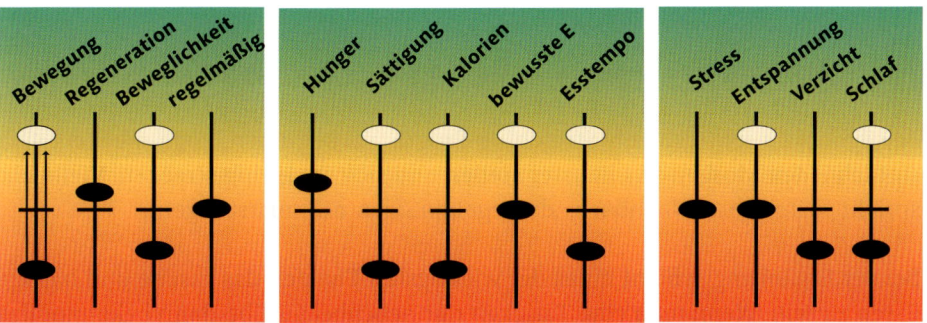

Die gewünschten Verbesserungen sind als leere Ovale eingezeichnet

Ideensammlung

Nun überlegen Sie bitte, welche Punkte verbesserungswürdig sind und Aufmerksamkeit verdienen. Natürlich ist es unmöglich, alle Defizite gleichzeitig auszubügeln. Zudem fällt es natürlich leichter, Stärken zu verbessern als Schwächen auszugleichen. Wir lassen uns davon aber im Moment noch nicht beeindrucken, sondern legen eine Sammlung der möglichen Maßnahmen an, aus der wir später unsere konkreten Maßnahmen zur Umsetzung auswählen.

Spielen wir dies zunächst am Beispiel von Aloisia K. durch. Beginnen wir wieder bei der Bewegung und helfen unserer lieben Freundin, mögliche Maßnahmen zu entdecken. Sie möchte sich mehr und regelmäßiger bewegen sowie ihre Beweglichkeit erhöhen.

Zunächst halten wir fest, dass sie in ihren Nachtdiensten als Pflegekraft bereits körperlich sehr aktiv ist. Sie ist viel auf den Beinen und muss schwer heben. Vom gesundheitlichen Aspekt her wäre es nicht zwingend, dass sie an den Tagen während der Nachtdienstphase noch Sport macht. Da sie zu müde dafür ist, treibt sie auch ein schlechtes Gewissen, denn sie sollte ja mehr machen. Das erzeugt Stress. Da sie sich aber im Nachtdienst ohnehin viel bewegt, halten wir es für unnötig, dass sie tagsüber mit Sport beginnt. Stattdessen kann sie einfach Genussspaziergänge zu schönen Orten machen, zur Erholung und zur Verbesserung der Regeneration. Bei manchen Bewegungen schmerzt die Schulter, und das schon seit längerem. Wir notieren, dass sie sehr bald einen Physiotherapeuten aufsuchen wird, der sich des Problems annimmt und der ihre eingeschränkte Beweglichkeit wiederherstellt. Sie wird sicherlich einige Zeit mit Therapie und Übungen, die sie zuhause durchführt, beschäftigt sein.

Weitere Maßnahmen können sein, das Rad wieder fahrtauglich zu machen. Radfahren strengt weniger an und ist eine gute Abwechslung. Zur Verbesserung der Beweglichkeit kann sie ein Stretching-Programm beginnen, Yoga machen, sich einfach jeden Morgen ans Fenster stellen und sich ausgiebig strecken. Vielleicht spricht sie mit ihrer Nachbarin, die regelmäßig zur Gymnastik geht.

Bei der Ernährung scheint eines der wichtigsten Themen das rasche und hastige Essen zu sein. Wenn man eine Tätigkeit nur nebenbei ausübt, dann bekommt das unser Gehirn gar nicht richtig mit. Sind Sie schon einmal in Ihre Wohnung zurückgekehrt, um zu überprüfen, ob Sie den Herd ausgeschaltet und alle Fenster geschlossen haben? Schalten Sie ab jetzt den Herd ganz bewusst aus und schließen Sie die Fenster ganz bewusst! Ab sofort brauchen Sie deswegen nicht umzukehren, denn Sie werden sich genau daran erinnern, dass Sie den Herd abgeschaltet haben. Das bewusste Ausführen einer Handlung hat einen sehr großen Effekt, den man nicht unterschätzen sollte! Das bewusste Kauen ist eine bewährte Maßnahme, um dem Geist und dem Körper klarzumachen, dass man isst und jetzt länger nichts mehr braucht. Also sollte Frau K. jeden Bissen mindestens einundzwanzigmal kauen, bevor sie schluckt. Vor kurzem hat Frau K. von Chiasamen gehört. Die Chiasamen nehmen bis zum Zehnfachen ihres eigenen Volumens an Wasser auf, sind ballaststoffreich und haben kaum Kalorien. Frau K. kann sich mit Chiasamenrezepten beschäftigen und ausprobieren, ob sie davon dauerhaft satt bleibt. Vollkorn stand bisher nicht auf ihrem Speiseplan. Sie wird sich bewusst danach umsehen und sich darüber informieren, woran man echtes Vollkornbrot erkennt. Um die Ernährung besser zu gestalten, wird sie eine Woche lang alles aufschreiben, was sie isst oder trinkt. Jedes Zuckerl, jedes Glas Wasser oder Saft wird aufgeschrieben. Zum einen wird sie schon einige Ernährungsfallen selbst erkennen, zum anderen kann ihre Diätologin eine genaue Analyse durchführen und Empfehlungen geben.

Frau K. möchte ihre Freizeit reichhaltiger gestalten. Als Mutter von drei Kindern hat sie immer viel zu tun und ist um das Wohl der anderen bemüht. Das genießt sie einerseits sehr, aber jetzt gönnt sie sich selbst Ruhe und Erholung. Das ist leicht gesagt, benötigt aber am Anfang eine gute Planung, um neue Möglichkeiten zu finden und sich nicht davon abbringen zu lassen. Dazu wird sie sich erkundigen, mit Leuten reden und Prospekte sammeln, um daraus ein

Freizeitprogramm zu gestalten. Verzicht fällt ihr schwer. Das ist schwer zu ändern, und sie möchte andere Wege finden, um an ihr Ziel zu kommen und bei denen sie nach Möglichkeit auf nichts verzichten muss. Ein Weg könnte sein, geeignete Entspannungsübungen zu finden, die ihr Spaß machen und die sie stärken.

Die Sammlung an Maßnahmen trägt sie nun in die Kästchen unterhalb der Selbsteinschätzung ein (siehe Abbildung unten). Und sie wird alles eintragen, was ihr in den nächsten Tagen noch dazu einfällt, was sie in der Zeitung entdeckt, im Fernsehen oder in Gesprächen erfährt und was ihr passend erscheint.

Wenn Ihnen der Platz für Ihre eigene Analyse nicht ausreicht, und das hoffen wir, dann nehmen Sie ruhig je ein eigenes Blatt pro Bereich: eines für die Bewegung, eines für die Ernährung und eines für Entspannung/Wohlfühlen. Nehmen Sie sich Zeit für die Analyse und die möglichen Maßnahmen! Denn nun geht es an die konkrete Umsetzung! Die Dateivorlage können Sie hier herunterladen:

 https://www.wdsso.com/downloads

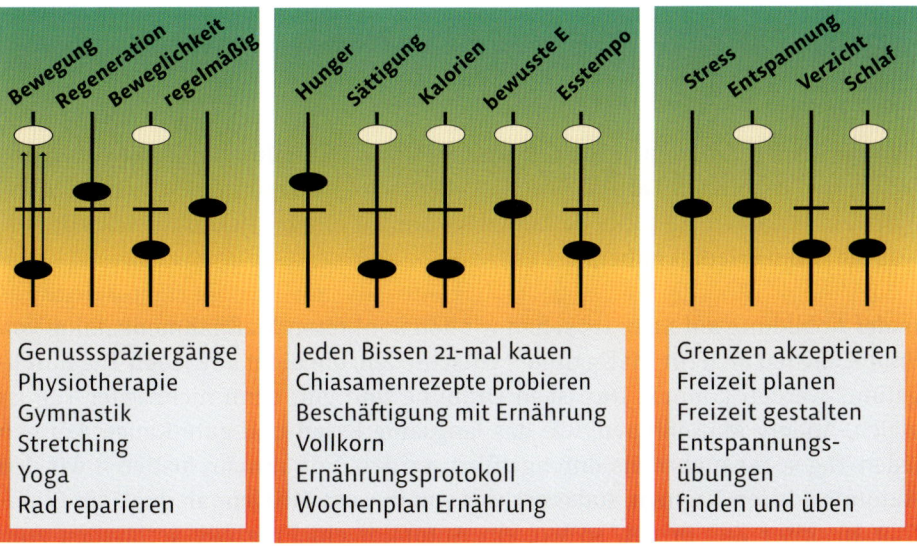

Fertige Selbsteinschätzung und Maßnahmenkatalog von Frau K.

Die Umsetzung

Jetzt sind Sie selbst an der Reihe. Gehen Sie wie Frau Aloisia K. vor und erstellen Sie letztendlich Ihren persönlichen Maßnahmenkatalog. Nehmen Sie diesen dann zur Hand und gehen Sie alle Möglichkeiten durch, die Ihnen zur Verfügung stehen, um sich Ihrem Ziel zu nähern. Wählen Sie nun eine bis drei Maßnahmen pro Bereich aus (Bewegung, Ernährung, Entspannung), mit der Sie sich wohl fühlen. Das Wohlfühlen ist ganz entscheidend. Eine Maßnahme, die Ihnen zuwider ist, werden Sie nicht durchführen! Jedenfalls nicht auf Dauer. Sie müssen jetzt nicht alle Bäume gleichzeitig ausreißen. Ganz im Gegenteil: Wir wollen einen sinnvollen Weg finden und kein Strohfeuer entfachen, das nach wenigen Wochen wieder vorbei ist! Wenn Sie für einen Bereich EINE Maßnahme gefunden haben, ist das in Ordnung. Wenn Sie sich nicht ganz sicher sind, was Sie wählen sollen, oder wenn zwei bis drei gleichwertige Maßnahmen gefunden haben, dann ist das genauso in Ordnung. Einzig mehr als drei Maßnahmen sind zu viele und führen zu keinem Ergebnis.

Tragen Sie nun die beschlossenen Maßnahmen in die Tabelle in der nächsten Abbildung ein (Seite 127). Die Dateivorlage können Sie hier herunterladen:

 https://www.wdsso.com/downloads

Ab nun achten Sie täglich darauf, dass Sie Ihre Maßnahmen umsetzen! Malen Sie für den jeweiligen Tag das jeweilige Kästchen grün aus oder setzen Sie alternativ ein Häkchen. Es sollte so sein, dass Sie auf einen Blick erkennen können, was Sie wann erledigt haben.

In der Abbildung auf Seite 125 sehen wir den konkreten Maßnahmenkatalog von Frau K. Sie hat sich für Maßnahmen entschieden, die nicht alle jeden Tag durchgeführt werden können. Das ist in Ordnung und gut, denn nicht jeder Tag ist gleich. Andere Maßnahmen, wie das langsame Essen und gute Kauen, können jeden Tag sogar mehrmals durchgeführt werden. Von nun an justieren wir den Autofokus jeden Tag neu, sodass er uns von diesem Moment an quasi im Blindflug an unser Ziel bringt, so wie ein Autopilot ein Flugzeug verlässlich zum Zielflughafen bringt und dabei Hindernisse umfliegt, auf Wind reagiert und immer wieder den Kurs korrigiert.

Monat: _____

	1	2	3	4	5	6	7	8	9	10	11	12	13	14	15	16	17	18	19	20	21	22	23	24	25	26	27	28	29	30	31
Bewegung																															
Ernährung																															
Entspannung																															
Mein Erfolg:																															
Dankbarkeitstagebuch																															
Erfolgstagebuch																															

9
8
7
6
5
4
3
2
1

Konkretisierung der Maßnahmen, freies Formular

Es ist nun schon ersichtlich, dass es schwer wird, alles dauerhaft umzusetzen! Sie können nun für sich Maßnahmen streichen, um eine realistische Anzahl an Änderungen zu erreichen. Wenn Sie sich aber noch nicht entscheiden können, dann machen wir Ihnen folgenden Vorschlag: Sie entscheiden sich jeden Tag für die Maßnahme, die Ihnen am meisten zusagt. Ob Sie dabei zur einfachsten Lösung greifen, weil sie auch am einfachsten ist, oder sich richtig ins Zeug legen, das bleibt Ihnen überlassen. Sie wissen ja, wie schnell Sie Ihr Ziel erreichen wollen.

Dankbarkeitstagebuch

Haben Sie schon einmal ein Dankbarkeitstagebuch geführt? Das ist sehr einfach: Am Abend, vor dem Schlafengehen oder kurz danach im Bett, schreibt man auf, wofür man dankbar ist. Die einfachsten Dinge zählen und auch die kompliziertesten. Sind Sie dankbar, jeden Morgen gesund aufzuwachen? Eine Familie zu haben, die Sie nicht missen möchten? Einen Tretroller in außergewöhnlichen Farben, den Sie lieben? Sie sind dankbar für Ihr Auto? Sind Sie dankbar, dass Sie sauberes Wasser aus der Wasserleitung bekommen? Täglich auf ein sauberes WC gehen können?

In unserer Radiosendung hat Thomas Haas berichtet, dass er dankbar für seinen Diabetes Typ 1 ist! Seine Bauchspeicheldrüse produziert kein Insulin mehr und er muss mehrmals täglich den Blutzucker messen und die korrekte Menge Insulin zu jeder Mahlzeit spritzen (moderne Technologie erleichtert dies ungemein). Wie kann man dafür dankbar sein, dass das eigene Immunsystem wichtige Körperfunktionen zerstört hat? Thomas war schon zuvor sehr sportlich und der Diabetes hat ihn angespornt, noch mehr zu tun. Und schließlich hat er 2018 als erster Typ-1-Diabetiker das Race Across America erfolgreich beendet! Er lebt sein Leben nicht gehetzt, sondern sehr bewusst und genießt die schönen Momente besonders intensiv. Ohne den Diabetes hätte er weiterhin ein normales Leben geführt. Er hätte nicht einmal im Traum daran gedacht, eine solch enorme Herausforderung anzunehmen! Nur durch die Erkrankung hat er sein Leben umgestellt und wesentlich interessanter gestaltet. Und für dieses interessante Leben ist er dankbar. Ist das nicht großartig? Es muss sich jetzt niemand eine Erkrankung wünschen, um sich zu beweisen! Das soll als Beispiel dienen, wie Dankbarkeit und Zufriedenheit sich positiv auf das Lebensgefühl auswirken. Sie können die Sendung hier nachhören:

https://cba.fro.at/392359.

	1	2	3	4	5	6	7	8	9	10	11	12	13	14	15	16	17	18	19	20	21	22	23	24	25	26	27	28	29	30	31
Bewegung																															
Morgens dehnen																															
Genussspaziergang																															
Bergtour																															
Ernährung																															
kauen, langsam essen																															
kalorienoptimierte Rezepte																															
Ernährungsprotokoll																															
Entspannung																															
Grenzen akzeptieren																															
Freizeit gestalten																															
Kurzmeditation																															
Mein Erfolg:																															
Dankbarkeitstagebuch																															
Erfolgstagebuch																															

Beispiel für einen konkretisierten Maßnahmenkatalog

129

Für viele ist der Gedanke, sich Dankbarkeit verbissen aus den Rippen schneiden zu müssen, ein seltsamer. Warum soll ich dankbar sein, wenn ich doch hier leide und dort schlecht behandelt werde und außerdem nur Pech habe im Leben? Ganz einfach, weil ich mich besser fühle und in den allermeisten Fällen immer noch viel Gutes zu finden ist. Aber, so höre ich Sie fragen, hält mich das nicht davon ab, größere Ziele zu erreichen, wenn ich schon dankbar und zufrieden bin dafür, was ich schon habe? Nun, so höre ich mich antworten, nicht wirklich. Denn es geht nicht darum, nichts mehr zu tun, sondern sich bewusst zu machen, dass vieles recht gut läuft (auch wenn es noch deutlich besser laufen könnte). Und das zu erkennen ist ein Moment, der viel Zufriedenheit und Zuversicht bringt! Mit kurzen Worten: Es lohnt sich auf alle Fälle, es zu probieren!

Erfolgstagebuch

Notieren Sie sich jeden Abend, was tagsüber alles gut gelaufen ist und welche Erfolge Sie verbuchen können, seien sie auch noch so klein. Keine Sorge, die Erfolge werden immer größer. Und wenn es „Rückschläge" gibt, dann gibt es trotzdem auch immer Erfolge! Lesen Sie das Erfolgstagebuch und das Dankbarkeitstagebuch immer wieder durch. Es wird eines passieren: Sie werden feststellen, dass Sie vieles richtig und gut machen! Sicherlich, es gibt noch vieles zu optimieren und zu verbessern, aber es läuft auch schon einiges richtig gut. Das ist doch ein Grund, stolz auf sich zu sein! Nun denn, seien Sie stolz auf sich! Ich wette, das fühlt sich für Sie so richtig gut an!

Die Planung muss realistisch bleiben und muss im Tagesablauf ausreichend Platz haben. Die nächste Abbildung zeigt einen Wochenplan. So wie man Kindern nicht zur Wahl stellt, ob sie in die Schule gehen wollen oder in den Turnunterricht, so gibt es auch für uns eine feste und verbindliche Planung. Überlegen Sie, wann Sie in der kommenden Woche arbeiten, einkaufen, zum Arzt gehen, ein Treffen haben etc. Planen Sie auch An- und Abfahrtszeiten ein! Wenn Sie alle Termine inklusive Vor- und Nachbereitung eingetragen haben, dann sehen Sie, wann Sie wie viel Zeit haben. Das ist der zeitliche Rahmen, mit dem wir arbeiten können. Reicht er aus für die geplanten Maßnahmen? Die Dateivorlage können Sie hier herunterladen:

 https://www.wdsso.com/downloads

	Montag	Dienstag	Mittwoch	Donnerstag	Freitag	Samstag	Sonntag
08–09							
09–10							
10–11							
11–12							
12–13							
13–14							
14–15							
15–16							
16–17							
17–18							
18–19							
19–20							
20–21							

Wochenplan

Am Ende des Tages kommt die Bewertung: Geben Sie sich Punkte für das, was Sie erreicht haben. Dabei geht es nur darum, wie zufrieden Sie mit sich sind. Keine Bewegung, kein Spaziergang, kein Dehnen, das gibt für den Tag 0 Punkte bei Bewegung. Sie waren müde und haben sich trotzdem aufgerafft, hinauszugehen und Bewegung zu machen! Großartig, das gehört belohnt! Sie haben auf langsames Essen geachtet, dabei aber keine Zeit gefunden, Rezepte zu suchen? Mal ganz ehrlich, es ist am Anfang aber auch nicht leicht, an so vieles gleichzeitig zu denken! Wenn Sie also mit sich zufrieden sind, weil Sie auf langsames Essen und gutes Kauen geachtet haben, dann ist wirklich viel erreicht! Das wird Ihnen bald in Fleisch und Blut übergehen. Auch hierfür notieren Sie mental Punkte. Es müsste jetzt noch Zeit gewesen sein, die eigenen Grenzen zu akzeptieren oder an der Freizeitgestaltung zu arbeiten. In der Anfangsphase wollen wir die Weichen stellen und uns richtig ranhalten, also nehmen wir uns auch Zeit dafür! Wenn wir heute z.B. ein Ausflugsziel entdecken, einen Kinofilm zum Ansehen, ein Konzert, das wir besuchen wollen, einen Kurs an der VHS, den wir belegen werden, dann ist viel erreicht! In den unteren Teil der Abbildung fügen Sie die Punkte ein, die Sie sich selbst für den vergangenen Tag geben. Machen Sie ein Sternchen bei der entsprechenden Punktezahl. Es kommt vor allem darauf an, dass Sie überlegen, wie zufrieden Sie mit sich selbst an diesem Tag sind. Wenn Sie mehr hätten machen können und einfach keine Lust hatten, dann gibt es wenige oder gar keine Punkte. Wenn der Tag hart war und Sie wenig umsetzen konnten, aber zufrieden sind, dass Sie TROTZDEM noch etwas umsetzen konnten, dann belohnen Sie sich dafür mit entsprechenden Punkten! Seien Sie stolz auf sich! Und das ist es, was wir erreichen wollen!

Erster Monat: _____

	1	2	3	4	5	6	7	8	9	10	11	12	13	14	15	16	17	18	19	20	21	22	23	24	25	26	27	28	29	30	31
Bewegung																															
Morgens dehnen																															
Genussspaziergang																															
Bergtour																															
Ernährung																															
kauen, langsam essen																															
kalorienoptimierte Rezepte																															
Ernährungsprotokoll																															
Entspannung																															
Grenzen akzeptieren																															
Freizeit gestalten																															
Kurzmeditation																															
Mein Erfolg:	9	8	9	8	5	8	2	6	6	8	6	6	6	6	5	4	2	3	6	4	5	5	7	6	5	6	5	6	6	6	9
Dankbarkeitstagebuch	j	j	j	j	j					j		j	j		j	j	j	j	j	j			j	j	j	j	j	j	j	j	j
Erfolgstagebuch	j	j	j	j	j							j	j			j	j	j	j	j				j	j	j	j	j	j	j	j

Beispiel für eine Bewertung

Wir erkennen schnell, allzu viel gleichzeitig ist schwer zu bewältigen, wir brauchen einen Fokus. Am besten sind einige wenige Maßnahmen, die wir realistisch in unseren täglichen Ablauf einbauen können. Um die geeignetsten und effizientesten Maßnahmen zu finden, können wir einige davon testen und sie nach zwei Wochen neu überdenken. Was sich nicht bewährt hat, fliegt raus. Vielleicht reichen ja schon die Maßnahmen, die übrig geblieben sind und auf die wir uns jetzt konzentrieren? Oder wir holen aus dem Maßnahmenkatalog eine weitere geeignete Maßnahme hervor, die wir testen, oder wir erweitern unseren Ideenkorb, indem wir uns erneut auf die Suche nach Ideen machen.

Das wirklich Entscheidende dabei ist, jeden Abend zu überlegen, was Sie umgesetzt haben, was sich bewährt hat und wie Sie weiter optimieren können. Das erfordert am Anfang eine gewisse Hingabe, die sich später vielfach bezahlt macht! Und vor allem: Je grüner das Blatt ist, je mehr Häkchen darauf erkennbar sind, desto besser werden Sie sich von Tag zu Tag fühlen! Sie wollten glücklich werden? Bitteschön, hier ist ein möglicher und bewährter Weg! Reflektieren Sie jeden Abend über den Tag, denken Sie an Ihre Erfolge! Es wird auch Misserfolge geben, Tage, an denen nichts klappt, an denen Sie komplett die Beherrschung verlieren.

Die Fokussierung auf das Positive!

Ist Ihnen aufgefallen, dass wir bei den Maßnahmen nie von Messen oder Wiegen oder Gewichtskontrolle gesprochen haben? Die Erfahrung lehrt, dass die Fokussierung auf Gewichtsverlust fast immer frustrierend verläuft. Es kommen Phasen, in denen man kein Gramm abnimmt, obwohl man sich bemüht. Wie wir bereits gesehen haben, ist dann die Gefahr sehr hoch, dass negative Glaubenssätze wie Dämonen im Kopf herumspuken, man den Ausgangszustand als „gar nicht so schlimm" empfindet, man Häme der Umwelt ausgesetzt ist, man an sich selbst zweifelt und vieles mehr. Jetzt aufzugeben hat zur Folge, dass man ein Versagenserlebnis hat, die Selbstzweifel wachsen, eine Enthemmung eintritt und das mühsam abgebaute Gewicht nach oben schießt. Alles war für die Katz, das Gewicht ist höher als vorher (der Jo-Jo-Effekt wird dann der Diät in die Schuhe geschoben) und für viele Monate oder Jahre ist an keinen weiteren Versuch mehr zu denken.

Was nun aber, wenn Sie täglich ein Erfolgserlebnis verbuchen können? Jeden Tag ein kleines Stück näher ans Ziel? Sie wollten abnehmen, um gesund zu bleiben? Also sind Gesundheit, Beweglichkeit, ein aktiver Lebensstil, Selbstvertrauen, Ausstrahlung, Glück und Freiheit das, was Sie wollen? Und das Abnehmen war nur eine der Maßnahmen, um dies zu erreichen? Ausgezeichnet!

Wenn Sie bisher nur zwei bis drei Portionen Obst/Gemüse/Salat pro Tag zu sich genommen haben (das ist der österreichische Durchschnitt), dann setzen Sie sich als Ziel, in Zukunft drei volle Portionen täglich zu essen, dann vier, dann fünf. Oder gleich fünf, wenn es Ihnen möglich ist. Jede Portion ist handtellergroß. Und siehe da, wenn Sie z.B. vier Portionen am Tag geschafft haben, dann freut sich Ihr Darm über die Ballaststoffe und komplexen Kohlenhydrate, Ihr Magen ist mit kalorienarmen Nahrungsmitteln gefüllt, Sie erhöhen Ihre Wasseraufnahme, nehmen wichtige sekundäre Pflanzenstoffe auf und und und. Und das Beste ist, dafür gibt es Punkte! Egal, ob das Gewicht nach unten geht oder nicht, Sie belohnen sich mit Punkten dafür, dass Sie Ihre Ernährung optimieren! Ist doch ein tolles Gefühl! Und durch die Fokussierung auf die Belohnung verstärken Sie täglich die optimierten Verhaltensweisen und formen neue Gewohnheiten! Und letztlich sind es diese neuen Gewohnheiten, die dazu führen, dass der Körper überschüssiges Fett loslassen kann und sich mehr und mehr die Muskulatur darunter zeigt.

Nun beginnt eine neue Phase in Ihrem Leben. Ihr Körper hat viel für Sie geleistet, auch Fettreserven waren da, um Sie zu polstern, zu schützen oder als Reserven für schlechte Tage zur Verfügung zu stehen. Das ist nun nicht mehr nötig und Sie können die Reserven vermindern. Jetzt ist ein guter Zeitpunkt gekommen, um seinem Körper zu danken und eine positive Beziehung aufzubauen.

Audio 4: Mein neues Körpergefühl

⊙ Hören Sie die Traumreise „Mein neues Lebensgefühl". Hören Sie die Traumreise mindestens zehnmal, um das Gefühl zu festigen. Die Datei können Sie hier herunterladen:

 https://www.wdsso.com/audio3

Sollten Sie zu den Personen gehören, die gerne eine Diät machen, weil dabei das Gewicht rasch nach unten geht: Ja, Diäten funktionieren. ABER: Dann, wenn man sein Abnehmziel erreicht hat, emotional und vom Durchhaltevermögen ausgelutscht ist, dann erst beginnt die eigentliche Arbeit, nämlich der Aufbau neuer Gewohnheiten. Sollten Sie sich für eine Crash-Diät entscheiden, dann behalten Sie das bitte im Hinterkopf!

Zurück zum Positiven: Je ehrlicher Sie mit sich selbst sind, desto besser und schneller wird diese Methode Sie zum Erfolg führen. Und noch ein wichtiger Effekt wird eintreten: Sie werden jeden Tag feststellen, dass Sie etwas richtig gemacht haben. Anstatt ein schlechtes Gewissen zu haben (weil mal wieder etwas nicht so gut geklappt hat), dürfen Sie sich jeden Tag über Erfolge freuen. Das wird auch Ihr Selbstbewusstsein und Ihre Selbstsicherheit verbessern!

Die richtige Belohnung zur richtigen Zeit

Für Erfolge darf und soll man sich belohnen! Sie haben sich Zwischenziele in Form von SMART-Zielen gesetzt und erreicht! Großartig! Sie haben einen unerwarteten Zwischenerfolg? Hervorragend! Sie haben Ihr Ziel verpasst? Dann heißt es analysieren, ob das Ziel zu hoch gesteckt oder der Fokus auf das Ziel zu wenig geschärft war. Und dann geht es weiter.

Wir haben uns bereits überlegt, was uns glücklich macht. Sich für 1 kg Körperfettoptimierung mit einem Stück Torte zu belohnen, kann man zwar machen, muss man aber nicht. Und sollte man auch lieber nicht. Es gibt viele andere Möglichkeiten, sich Gutes zu tun. Nehmen Sie Ihre persönliche Mind-Map zur Hand und ergänzen Sie diese möglichst ausführlich, um zu bestimmen, was Sie glücklich macht. Aus diesem Ressourcenpool können Sie nun schöpfen und sich überlegen, welche Belohnungen Sie für sich daraus ableiten können. Schreiben Sie die Belohnungen auf!

Sie können die Belohnungen immer attraktiver gestalten, je näher Sie Ihrem Ziel kommen. Dann können Sie sich schon von Anfang an darauf freuen!

Mit dieser Methode haben Sie einige der stärksten Prinzipien der Motivation umgesetzt: Sie belohnen sich für Leistungen, Sie haben realistische Ziele und Teilziele und Sie optimieren Ihre Gewohnheiten in der Art, dass Sie Ihren Autofokus sehr gut in die richtige Richtung justieren.

Wie der Autofokus endgültig auf Erfolg gesetzt wird, erfahren wir in den nächsten Kapiteln.

Teilziel Nr.	Teilziel	Wird erreicht am:	Belohnung
1			
2			
3			
4			
5			
6			
7			
8			
9			

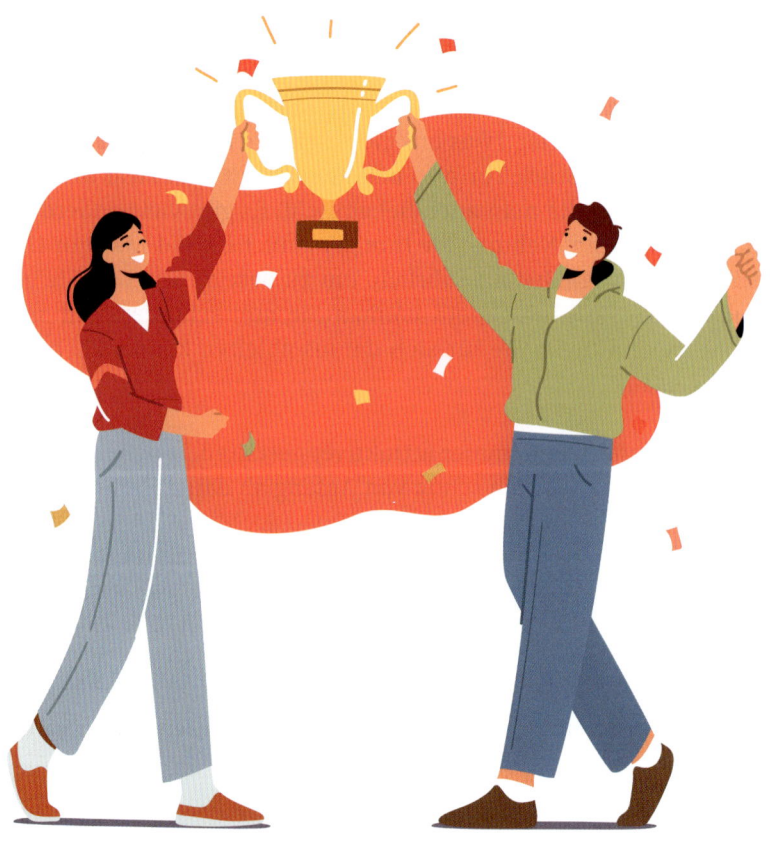

Visionen

Achte auf deine Gefühle, denn sie werden zu Gedanken.
Achte auf deine Gedanken, denn sie werden zu Worten.
Achte auf deine Worte, denn sie werden zu Handlungen.
Achte auf deine Handlungen, denn sie werden zu Gewohnheiten.
Achte auf deine Gewohnheiten, denn sie werden dein Charakter.
Achte auf deinen Charakter, denn er wird dein Schicksal.

(Quelle unklar)

„Noch schöner als Visionen zu haben ist, sie zu verwirklichen."
Lisz Hirn (*1984), österreichische Philosophin und Künstlerin

Wir haben bereits gesehen, dass klar formulierte SMART-Ziele wichtig sind, um etwas zu erreichen. Was soll wann wie erreicht werden? Klar definierte Ziele sind die Voraussetzung dafür, dass wir einen Plan erstellen können. Irgendetwas muss dahinter noch kommen, sonst wäre es höchst unbefriedigend! Begeben wir uns nun gemeinsam auf die Reise nach dem, was danach noch kommt.

Zum Mond und retour, bitte!

Als die NASA die ersten Astronauten auf den Mond schickte, wurde zeitlich von hinten nach vorne, also vom Moment der Landung weg bis zum Zeitpunkt der aktuellen Planung, akribisch genau alles aufgeschrieben, was notwendig war, um einen Erfolg zu erzielen. So wurde das Ziel, auf dem Mond zu landen, ein SMART-Ziel: spezifisch, messbar, ausführbar, realistisch, terminisiert.

Es blieb nur eine Frage: WARUM sollte sich eine Nation das antun? Wofür so viel Geld ausgeben, so viele Kräfte bündeln? Wie konnte es gelingen, so viele Menschen zu überzeugen, dass es die Kosten und den Aufwand wert war? Zuvor hatten die Sowjets im Wettlauf um den Weltraum bereits zweimal gepunktet: Sie waren die ersten, die einen Satelliten ins All geschossen hatten (Sputnik, Oktober 1957), und sie waren die ersten, die einen Menschen ins All geschossen hatten (Juri Gagarin, April 1961). Das Selbstbewusstsein der USA war angekratzt, es musste ein ganz besonders schwieriges Ziel sein, das die Vereinigten Staaten wieder nach vorne bringen konnte. (Fast) Niemand konnte sich vorstellen, dass es innerhalb von zehn Jahren gelingen könnte, einen Mann (die Damen mögen verzeihen, damals dachte man noch nicht an Frauen im Weltall) auf den Mond und gesund wieder zurückzubringen. Was für eine Vision! Aber wie konnte Präsident John F. Kennedy den Kongress überzeugen, dem Programm zuzustimmen, und die Amerikaner überzeugen, ihre Steuern dafür zu verwenden?

Es waren zwei Reden, die Berühmtheit erlangen sollten: eine an den Kongress und eine an das Volk.

Hier ein Auszug aus einer Übersetzung von Kennedys Rede vor dem Kongress:

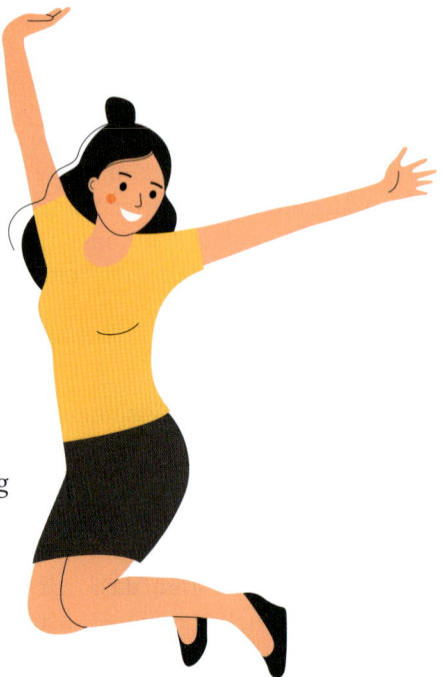

„Ich glaube, dass sich die Vereinigten Staaten das Ziel setzen sollten, noch vor Ende dieses Jahrzehnts einen Menschen auf dem Mond zu landen und ihn wieder sicher zur Erde zurückzubringen. Kein anderes Projekt wird innerhalb dieser Periode eindrucksvoller und für die Erforschung des Weltraums wichtiger sein. Kein anderes wird aber auch so schwierig zu erreichen und so kostspielig sein.“

Und an das amerikanische Volk:

„Wir haben uns entschlossen, zum Mond zu fliegen. Wir haben uns entschlossen, in diesem Jahrzehnt auf den Mond zu kommen, nicht weil es leicht wäre, sondern gerade weil es schwer ist, weil diese Aufgabe uns helfen wird, unsere besten Energien und Fähigkeiten einzusetzen und zu erproben, weil wir bereit sind, diese Herausforderung anzunehmen und sie nicht widerwillig aufschieben werden und weil wir beabsichtigen, zu gewinnen.“

Kennedy wandte einen genialen Kunstgriff an: Er packte seine Landsleute bei ihrem Stolz! Er sprach ihre tiefsten Gefühle an und demonstrierte seine absolute Entschlossenheit, das Projekt umzusetzen, auch wenn noch niemand wusste, wie das überhaupt gehen sollte. Und wer könnte schon nein sagen, wenn es darum geht, der ganz große Sieger in einem so wichtigen Wettrennen zu sein? Interessant dabei ist, dass der Anfang des Arguments absolut austauschbar ist. Es hätte auch das Abtauchen auf den tiefsten Punkt des Meeres sein können. Mit einer leicht angepassten Rede könnte auch ein Trainer seine Schulmannschaft vor einem wichtigen Spiel auf den Platz schicken. Hier wird eine Vision entwickelt, der man sich kaum entziehen kann. Eine Vision, die so attraktiv ist, dass sie Energien freisetzt, die man sich vorher nicht vorstellen kann. Und vor allem ist es eine Vision, die immer und immer wieder dieselbe Wirkung hat! Und welche Auswirkung es hatte, den Amerikanern die Dominanz in der Entwicklung von Technik schmackhaft zu machen, sehen wir heute noch in der Vormachtstellung der USA in vielen Bereichen der Hochtechnologie!

Wer Visionen hat, sollte zum Arzt gehen!

Dieser Ausspruch des deutschen Bundeskanzlers Helmut Schmidt ist sehr berühmt. Später erzählte er in einem Interview mit „Zeit Online": „Diesen Satz habe ich ein einziges Mal gesagt, er ist aber tausendfach zitiert worden. Einmal hätte genügt." Und weiter: „Es war eine pampige Antwort auf eine dumme Frage." Sie fragen sich, warum diese Textstelle hier zitiert wird?

Nun, weil der Spruch immer wieder zitiert wird, wenn Menschen mit der Idee einer Lebensvision nichts anfangen können. Dabei hat nicht einmal der Zitatspender es so gemeint, wie es oft zitiert wird. Also machen wir weiter.

Was kommt nachher?

Wir haben in diesem Arbeitsbuch schon ein Ziel definiert, das Sie erreichen wollen. Die gewählten Ziele können sehr unterschiedlich sein und einen Bogen spannen von einer optimierten Körperfigur bis hin zu gesundheitlichen oder gesellschaftlichen Zielen. Um einen neuen Zustand zu erreichen, braucht man Ziele. Dies trifft für die meisten Menschen zu, nur wenige können ohne klare Ziele arbeiten.

Dabei ist eine Frage seht interessant: Wenn es so leicht ist, ein Ziel zu verfolgen, warum hat es dann bisher nicht besser geklappt? Oder anders: Sie werden immer wieder auf Menschen stoßen, die ihr bisheriges Vorgehen verteidigen, obwohl es offenbar immer nur Misserfolge gebracht hat. An dieser Stelle Ihnen noch einmal einen herzlichen Glückwunsch, dass Sie den Mut haben, Ihr Denken und Ihr Fühlen zu verändern, um Ihr Ziel zu erreichen!

Der Jo-Jo-Effekt

Heute wird viel und vernichtend über den Jo-Jo-Effekt gesprochen, der Diäten vermeintlich innewohnt. Der Jo-Jo-Effekt besteht darin, dass man nach einer Diät sehr rasch auf das Ausgangsgewicht zurückfällt oder sogar mehr wiegt als vorher. Also, so das Urteil, hat die Diät nicht funktioniert. Daher werden mittlerweile immer mehr Diäten „ohne Jo-Jo-Effekt" angeboten. Was für ein Blödsinn!

Betrachtet man nämlich genauer, was eine Diät können muss, dann ist die rasche Reduktion des Gewichtes ein zentraler Punkt. Eigentlich DER zentrale Punkt. Wohlgemerkt, es soll schnell gehen. Und das funktioniert ja auch meistens! Also hat die Diät genau das erreicht, wofür sie gedacht war!

Nun aber, und das wird meist verschwiegen, kommt die wirkliche Herausforderung! Nach den Entbehrungen und oft seltsamen Ernährungsformen soll man einen neuen Lebensstil aufbauen. Das kommt mir so vor, also würden Sie eine Woche wach bleiben, dann in die Arbeit gehen und anfangen, einen neuen Arbeitsrhythmus aufzubauen. Wir unterstellen, dass Sie zu müde sein werden und Ihre Willenskraft am Ende ist! Vollkommen übermüdet ist es jedenfalls außerordentlich schwer, konsequent zu bleiben. Wir werden uns noch mit der „Egoermüdung", die das Durchhalten schwierig macht, beschäftigen.

Neben der Herausforderung, dass nach der Diät die eigentliche Arbeit beginnt, hat eine Diät möglicherweise Prozesse im Körper oder in der Seele durcheinandergebracht, Muskeln sind verloren gegangen, Aversionen gegen bestimmte Lebensmittel sind entstanden, Abhängigkeiten aufgebaut worden etc.

Hand aufs Herz, haben Sie vor einer Diät schon einmal überlegt, wie Sie nach der Diät das Gewicht halten wollen? Wie Sie Ihre Gesundheit möglichst lange aufrechterhalten, Ihre Fitness, Ihre Beweglichkeit, Ihre Blutwerte im Idealbereich halten, Allergien reduzieren, Kopfschmerzen vermeiden, Verdauungsprobleme in den Griff bekommen wollen? Vielleicht hat das der eine oder die andere schon getan und Erfahrung damit gesammelt, dass es nicht ganz einfach ist, einen Ernährungsplan konsequent einzuhalten.

Glücklicherweise ist es für die meisten von uns nicht nötig, allzu streng zu sein, wenn … ja wenn das gewünschte Leben dies zulässt. Wir fragen Sie ganz direkt, welchen Sinn es hat, eine strenge Diät auf Zeit einzuhalten, um Gewicht zu verlieren, wenn der Lebensstil, den man hat (und nicht ändern will) oder sich wünscht, zu wenig Zeit für Bewegung lässt, keine Zeit für Reflexion vorsieht, um die Umsetzung der gewählten Maßnahmen zu überprüfen und zu sie korrigieren, wenn er keine Motivation beinhaltet, um dauerhaft erfolgreich zu sein, und keine Weiterentwicklung vorsieht?

Also halten wir fest, dass Sie sich irgendwann darüber im Klaren sein sollten, welches Leben Sie eigentlich führen wollen! Wenn Sie alt werden wollen, was macht Ihr Leben lebenswert? Wir kennen alte Leute, die keine Freunde aus ihrer Jugend mehr haben oder deren Aktionsradius so gering ist, dass ihr Leben kaum noch interessante Akzente zulässt, die sich kaum bewegen können und viel jammern. Und wir kennen alte Menschen, die hochzufrieden sind und ihr Leben im Rahmen ihrer Möglichkeiten aktiv und freudvoll gestalten. Übrigens kennen wir auch viele junge und gereiftere Menschen, die in beide Kategorien fallen. Darunter sind schlanke Menschen, Übergewichtige und Dicke. Es steht jedem selbst offen, zu entscheiden, ob man sich gehen lässt, sich seinem Schicksal ergibt oder selbst aktiv Freude und Spaß in sein Leben bringt. Denn ohne diese Faktoren wird es ganz schwierig, freudvoll alt zu werden!

Das Wasserglas

Wir alle kennen die berühmte Frage, ob ein Glas, das bis zur Hälfte mit Wasser gefüllt ist, halbvoll oder halbleer ist. Pessimisten (halbleer) seien so von Optimisten (halbvoll) zu unterscheiden. Uns gefallen aber humorvolle Lösungen gut, die wir Ihnen nicht vorenthalten möchten:

- **Der Ingenieur:** Für einen Ingenieur ist das Glas weder halbvoll noch halbleer, sondern einfach nur zu groß. Ein kleineres Glas hätte es auch getan.
- **Die Mutter:** Eine Mutter sieht ein Glas immer so, als würde es gleich umkippen.
- **Der Realist:** Auf dem Tisch steht ein leeres Glas Wasser und dabei liegt ein Zettel, auf dem steht: „Lieber Optimist, lieber Pessimist, während ihr gestritten habt, ob das Glas halbvoll oder halbleer ist, habe ich das Wasser getrunken. Prost und liebe Grüße, euer Realist!"
- **Andere:** Menschen, die überlegen, ob das Glas halbvoll oder halbleer ist, liegen einfach nur daneben. Das Glas ist wiederbefüllbar!

Eine ganz andere Geschichte mit überraschendem und lehrreichem Ende

Bei Vorträgen nehme ich (Bernhard) gerne ein halbvolles (oder halbleeres oder zu großes Glas oder eines, das ich vor dem Umkippen bewahre, jedenfalls hat es niemand ausgetrunken) in die Hand und halte es mit ausgestrecktem Arm vor mich. Ich bitte die Zuhörer um ihre Kommentare. Es kommen immer die Geschichten mit Optimisten und Pessimisten, ich heize die Stimmung mit den anderen Lösungen an. Das dauert ein wenig. Und so langsam kommen die ersten drauf, was ich wirklich ansprechen möchte: Irgendwann wird das Glas für mich schwerer und schwerer, unabhängig davon, was es wirklich wiegt!

Die Idee zu dieser Geschichte wird einer Professorin oder einem Professor der Psychologie zugeschrieben. Wir verwenden sie hier gerne zur Verdeutlichung, dass Willenskraft wichtig ist und Disziplin vieles ermöglicht. Aber was heißt es für mein Leben, wenn ich jeden Tag vor einer kleinen Herausforderung stehe, die ich bewältigen muss? Es heißt ganz klar, dass irgendwann die Belastung zu groß wird und ich vermutlich enttäuscht von mir selbst (oder der „Diät") zu alten Gewohnheiten zurückkehre und alles wieder so ist, wie es vorher war! Anstatt Gewicht habe ich damit nur ein paar Wochen und meine Motivation verloren.

Besonders eindrucksvoll konnten wir diese Geschichte in einem Vortrag vorbringen, bei dem es um das Thema Abnehmen ging. Die Gruppe war von der Bedeutung von Visionen nicht überzeugt und auf unsere Frage, was man tun könne, um nach dem Abnehmen das erreichte Gewicht zu halten, sagte eine Dame wörtlich: „Ich werde kämpfen, um mein Gewicht zu halten." Ich hatte mein Glas schon vorbereitet (immer zu ¾ mit Wasser gefüllt), nahm noch einen Schluck, damit es auch wirklich zur Hälfte gefüllt war und hielt es vor mich. Das übliche Ratespielchen folgte, ob das Glas halbvoll und halbleer sei etc. Als die Teilnehmer den Sinn der Übung verstanden hatten, waren sie jedenfalls überzeugt, dass mit bloßer Willenskraft das Ziel, dauerhaft mindestens 20 kg abzunehmen, das Gewicht zu halten und Stoffwechselparameter zu verbessern, um die Medikamente zu reduzieren, nicht erreichbar ist. Wir konnten weiterarbeiten und eine Vision für das Leben jedes Teilnehmers entwickeln.

Sind Sie bereit dazu? Dann los!

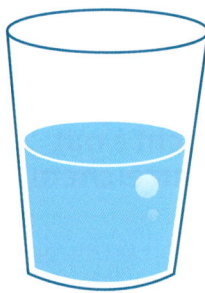

Die Rückschau

Starten wir mit der künftigen Vergangenheit. Sie haben Ihr Ziel zuvor schon definiert. Nun stellen Sie sich vor, Sie hätten vor mindestens einem Jahr (oder Ihre geplante Zeit plus noch einmal die Hälfte der Zeit dazu gerechnet) mit Ihren Maßnahmen begonnen. Alles ist gut verlaufen, Sie haben alles umsetzen können. Meine Frage an Sie: Wie geht es Ihnen jetzt? Wie fühlt sich Ihr neues Leben an? Sind Sie glücklich? Entspannt? Aktiv? Sportlich? Beliebt? Was hat sich alles zum Guten verändert? Wenn man abnimmt und sich fitter und gesünder fühlt, dann ändert sich ja noch viel mehr im Leben! Bestimmt ist es ein gutes Gefühl, dieses – Ihr neues – Leben leben zu dürfen! Ich beneide Sie darum! Sie werden sich fantastisch fühlen!

Versetzen Sie sich jetzt so intensiv wie möglich in dieses Gefühl hinein! Stellen Sie sich so intensiv wie möglich vor, dass Sie Ihr Ziel erreicht haben und nun das Lebensgefühl spüren, das Sie sich gewünscht haben. Wenn Sie sich noch nicht überlegt haben, was das für ein Gefühl sein wird, dann ist dies der perfekte Moment dafür!

CD 5: Mein neues Lebensgefühl

⊙ Um Ihnen das Einfühlen leichter zu machen, haben wir eine Traumreise mit dem Titel „Neues Lebensgefühl" abgelegt. Hören Sie sich die Traumreise an und spüren Sie Ihre Gefühle.

 https://www.wdsso.com/downloads

Nun schreiben Sie Ihre Empfindungen auf – Sie können dafür das anschließende Formular verwenden. Schreiben Sie so blumig und umfangreich wie möglich. Wenn Sie mehr Platz benötigen, nehmen Sie einfach ein Blatt Papier dazu.

Bitte lesen Sie nicht weiter, bevor Sie Ihre Gefühle aufgeschrieben haben!

**Wenn ich daran denke, dass ich mein Ziel erreicht habe,
dann fühle ich (mich):**

Wie wir bereits gesehen haben, spielt das Unbewusste eine große Rolle dabei, ob wir uns selbst im Wege stehen (logisch gefasste Zielsetzung widerspricht den tiefen Emotionen) oder ob unser Unbewusstes den gewählten Kurs mitträgt und damit den Autofokus auf das gewünschte Ziel justiert. Das Unbewusste hat aber keine klare Sprache. Es drückt sich durch Gefühle, Emotionen, Erinnerungen oder Assoziationen aus. Wenn Krisen eintreten, z.B. durch Stress, Hunger oder Schlafmangel, dann übernimmt das Unbewusste, denn es herrscht auch über die lebensnotwendigen Körperfunktionen. Klar, dass es die Kontrolle übernimmt, wenn übergeordnete Funktionen schwach werden. Das kennen Sie vielleicht aus diversen Kriegsfilmen: „Captain, als erster Offizier stelle ich fest, dass Sie nicht mehr in der Lage sind, dieses Schiff zu führen. Ich enthebe Sie aller Funktionen und übernehme das Kommando." Der Captain geht, begleitet von zwei Soldaten, ab. Später übernimmt er das Kommando wieder, er erkämpft es sich zurück. Er hat meist mehr Wissen als die anderen. Die Mannschaft spürt aber, dass etwas nicht stimmt, und sie dreht dem Chef das Wasser ab. Sie erkennen die Parallelen?

Der Brief

Wenn Sie nun das Gefühl voll ausgekostet haben, wie es ist, wenn Sie Ihr Ziel erreicht und die vereinten Kräfte Ihres Bewussten und Unbewussten gebündelt haben, dann wartet eine schöne Aufgabe auf Sie! Motivieren Sie sich selbst, bringen Sie sich selbst auf den Weg! Was gibt es Besseres auf dieser Welt?

Schreiben Sie jetzt einen Brief an sich selbst. Sie werden in einem Jahr nicht mehr dieselbe Person sein, die Sie jetzt sind. Sie werden um viele Erfahrungen reicher sein, die Ihnen heute noch fehlen. Sie werden Ziele erreicht und Hindernisse überwunden haben. Also unterstützen Sie sich selbst und schreiben Sie sich selbst einen Brief, in dem Sie, aus der Sicht der Person, die Sie in einem Jahr sein werden, detailliert beschreiben, wie gut es sich anfühlt, all das erreicht zu haben! Das war ein langer Schachtelsatz, also noch einmal in verständlicherer Form: In der Zukunft werden Sie alles gemeistert und Ihr Ziel erreicht haben. Also kriegen Sie jetzt einfach mal Ihren A*** hoch und schreiben einen Brief an sich selbst. So Zeug wie, dass es total super obergeil ist, dass jetzt alles gut ist. Alles klar?

Denken Sie auch daran, dass Sie ja erst am Anfang des Weges stehen. Sie werden also auf Schwierigkeiten und Herausforderungen stoßen. Sie kennen sich selbst sehr gut und wissen, was Ihnen Probleme bereiten kann. Ihr künftiges Ich hat diese Herausforderungen bereits gemeistert. Beschreiben Sie aus der Position Ihres künftigen Ichs detailliert, wie Sie die Herausforderungen gemeistert haben! Was haben Sie getan, um über Hindernisse hinwegzukommen? Ihre Freunde wollten öfter mit Ihnen einen trinken gehen, aber Sie wollten nicht so oft Alkohol trinken, um die Abnehmerfolge nicht zu gefährden? Wie haben Sie sich durchgesetzt? Freundinnen wollten gemeinsam walken, aber Sie wollten intensiveren Sport zu dieser Zeit machen? Wie haben Sie die Situation gelöst? An dieser Stelle dürfen Sie ruhig andere Personen um Ideen bitten! Keine Sorge, 99,9 % der Menschen fühlen sich geschmeichelt, wenn man sie um ihre Meinung bittet! Fragen Sie Menschen aus Ihrer Umgebung, was sie unternehmen würden, um eine bestimmte Situation zu lösen. Sie können gerne dazu sagen, dass Sie sich gerade damit beschäftigen. Der eine oder die andere fühlt sich im ersten Moment damit möglicherweise unwohl, aber wir üben in unseren Kursen das Sammeln von Ideen mit verschiedenen Personen, und dann klappt das immer sehr gut! Es ist eine gute Übung, um auch in Zukunft das Wissen, die Erfahrungen und Ideen der Menschen, die Ihnen nahestehen, auf sympathische Weise für sich zu nutzen. Die einen fühlen sich geschmeichelt, weil sie um Rat gefragt werden, die anderen entwickeln sich weiter. Eine optimale Win-win-Situation!

Wenn Sie unverbindlich bleiben wollen, dann ist das für den Moment in Ordnung. Sagen Sie, Sie hätten vor kurzem mit jemandem darüber geredet und der Gedanke geht Ihnen nicht aus dem Kopf. Aber Vorsicht: Irgendwann kommt die Wahrheit immer ans Licht. Sobald Sie mehr Selbstvertrauen haben, bedanken Sie sich bei der Person und klären Sie die Situation auf!

Wenn Sie schreiben hassen, aber ein begnadeter Redner sind, dann können Sie auch gerne auf Band oder in das Diktiergerät Ihres Smartphones sprechen. Wichtig ist, dass Sie Ihre Gedanken festhalten und nicht nur in Ihrem Kopf als Erinnerungen kreisen lassen. Denn das ist in vielerlei Hinsicht ungünstig!

Die Vision

Bei der Vision geht es also um das WARUM. Klar ist es toll, einen schönen Körper zu haben, aber WARUM wollen Sie einen tollen Körper? Weil es in der Gesellschaft als erstrebenswert gilt? Dann haben wir gute oder schlechte Neuigkeiten für Sie: Der neueste Trend bei Männern ist der „Dad Bod", also der Körper eines Vaters, der nicht ständig ins Fitnessstudio gehen kann und die Reste der Kleinen aufessen muss. Der moderne Vater trägt keinen Sixpack mit sich herum, sondern ein kleines Fässchen. Wir sind in der Gegenbewegung zu dem übertriebenen Schlankheitsideal der letzten Jahre. Wenn Sie sich nach „der Gesellschaft" richten, dann müssen Sie neben einem kleinen Fitnessstudio idealerweise auch eine große Küche zuhause haben, um wahlweise viel zu kochen oder viel zu trainieren. Was am Programm steht, erfahren Sie morgens im Gesellschaftsteil Ihrer Zeitung.

Wir machen Ihnen einen Vorschlag: Sollen doch die anderen sich ins Modeideal hungern oder futtern oder sich ins Idealbild operieren lassen, wir suchen uns die optimale Wohlfühlzone für dauerhafte Gesundheit bei gleichzeitigem Spaßgewinn selbst!

Apropos, das wollten wir Sie ja schon länger fragen, jetzt, wo wir schon viel vertrauter miteinander sind: Was muss gegeben sein, damit Sie sich optimal wohlfühlen? Wie sieht Ihr Leben aus, wenn es perfekt ist? Wir meinen wirklich perfekt – und nicht nur ein bisschen besser. Was tun Sie, was können Sie tun, was Sie jetzt nicht tun können? Was würden Sie gerne tun, was Sie jetzt nicht können oder nicht dürfen oder sich nicht trauen? Wie fühlen Sie sich in Ihrem perfekten Leben? Besser? Viel besser? Sehr viel besser? Jetzt geht es nicht mehr nur darum, wie Sie sich fühlen, wenn Sie Ihr Ziel, das Sie zuvor definierten, erreicht haben. Es geht darum, wie Sie sich fühlen, wenn Sie das Leben leben können, das Sie absolut und ultimativ glücklich macht. Träume sind frei, also warum nicht träumen? Wir sagen an dieser Stelle ja nicht, dass Gedanken Realität schaffen (siehe den Anfang des Kapitels) und Sie Ihr bestes Leben nicht leben können, solange Sie Argumente dagegen finden und überzeugt sind, es nicht zu verdienen. Also nur los! Es kostet nichts und ist gänzlich gefahrlos. Wird ja eh nicht eintreten ... okay, mit der Ausnahme, dass Sie wirklich Gefallen daran finden, dieses Leben wirklich wollen und beginnen, sich mit der Person in Ihren Träumen zu identifizieren. Nur dann droht Gefahr, dass sich Ihr Leben ändert, bis dahin ist alles völlig gefahrlos.

Nehmen Sie sich Zeit und schreiben Sie auf, wie Ihr ideales Leben aussieht. Nehmen Sie Ihre früheren Analysen (z.B. die Mindmap) zu Hilfe. Vieles haben Sie sich ja schon überlegt. Was sind die Dinge, die Ihrem Leben das geben, was Sie sich wünschen? Für den einen sind Glanz und Gloria wichtig, der andere will seine Ruhe, die Dritte legt auf Familie Wert oder, im Gegenteil, auf Karriere. Wie ist es, wenn alles läuft? Was ist das für ein Leben? Auch hier bitten wir Sie, sich so intensiv wie möglich einzufühlen und Ihre Gefühle zu notieren. Schreiben Sie Ihre Empfindungen auf – Sie können dafür das nachfolgende Formular verwenden oder Sie nutzen ein eigenes Blatt dafür.

Mein perfektes Leben und meine Gefühle dabei:

Ausgezeichnet!

(Sollten Sie einfach weitergelesen haben, ohne sich Gedanken zu machen ... na ja, es ist Ihre Zeit und Ihr Geld ...)

Wie ist es, das ideale Leben leben zu dürfen? Sollte Ihnen irgendetwas geringer als unglaublich, großartig, hätte ich nie gedacht, Wahnsinn oder Ähnliches einfallen, dann können wir Sie nur bitten, dieses Kapitel noch einmal von vorne durchzuarbeiten.

In Kursen steht uns eine Vielzahl an Optionen zur Verfügung, die wir hier nicht präsentieren können, um jeden Teilnehmer an seine Vision heranzuführen. Wer aber diesem Leitfaden folgt, wird bereits sehr beeindruckende Ergebnisse erzielen! Und mit ein bisschen Hingabe geht noch viel mehr!

Der letzte Schliff

Wir sind jetzt gemeinsam ein großes Stück des Weges gegangen! Wir haben viel erfahren, uns gegenseitig kennen gelernt, Methoden entwickelt, Erfolge gefeiert und Pläne geschmiedet. Jetzt fehlt noch der Abschluss.

Sie haben Ihre Idee vom perfekten Leben zu Papier gebracht. Sie haben damit indirekt Ihre Emotionen abgefragt und Ihr Unbewusstes dazu gebracht, Ihnen zu verraten, welches Zielszenario es mit aller Kraft unterstützen wird! Der Autofokus ist gesetzt! Das interne Navi hat seine neue Zieladresse selbst programmiert!

Sie fragen jetzt vielleicht: „Was, das war alles? So einfach ist das?" Ja, im Prinzip ist es das.

In der praktischen Durchführung ist es ein wenig aufwändiger.

Das Wesentliche haben wir aber schon erfasst: Ich suche die Fokussierung weg von dem, was mich derzeit bedrückt, hin zu dem, was ich in meinem Leben erreichen will, wie ich leben möchte. Es ist gut zu wissen, was derzeit nicht gut läuft, aber es ist noch besser zu wissen, was in Zukunft gut laufen wird, weil ich daran glaube und alles dafür tue, dass es so sein wird.

Sie haben nun eine Beschreibung Ihres idealen Lebens erarbeitet. Und was, bitte erlauben Sie uns die Frage, hält Sie nun noch davon ab, dieses ideale Leben zu leben?

Was?
Eben!

Nun geht es nur noch darum, aus diesen Gedanken ein Leitbild zu entwickeln.

Eine Vision ist keine Sammlung von Ideen, eine Vision ist eine Zusammenfassung dessen, was Sie dermaßen bewegt, dass Sie es unbedingt haben wollen! Sprich, eine Vision ist die Essenz Ihres Unbewussten.

Noch einmal: Die Vision ist die Essenz Ihres Unbewussten.

Sprich, wenn Sie aus all dem, was Ihrem Unbewussten schmeichelt, eine gemeinsame Linie ableiten, dann ist der Autofokus endgültig auf Erfolg programmiert. Denn wenn die Neuronen im Unbewussten aufleuchten, weil Sie sich in Ihrem Ziel wiedererkennen, dann gibt das richtig Kraft, Energie und Durchhaltevermögen.

Wie kommen Sie nun an Ihre Vision? Das ist ein längerer Prozess, der im Wesentlichen darin besteht, dass Sie immer wieder Ihre Ideen zum perfekten Leben durchlesen. Lassen Sie jeden Satz wirken. Hat er Kraft? Hat der Satz mehr Kraft als ein anderer? Konzentrieren Sie sich auf die Sätze, die sich am besten anfühlen. Die Betonung liegt auf „anfühlen"! Ersetzen Sie einzelne Worte, stellen Sie den Satz um, kombinieren Sie die Sätze. Und fühlen Sie immer wieder nach, ob es stimmig für Sie ist. Ist der Satz stärker geworden? Oder ist er gleichgeblieben oder hat er nachgelassen?

So können Sie immer wieder neue Gedanken einfließen lassen und sie testen.

Zum Schluss sollte ein einzelner Satz übrig bleiben, der das ausdrückt, was die Essenz Ihres Lebens, so wie es vor Ihnen liegt, beschreibt. Woran Sie erkennen, dass Sie den einen richtigen Satz gefunden haben? Daran, dass es sich so anfühlt, als wäre er schon immer da gewesen. Es fühlt sich so stimmig an, als könnte kein einzelnes Wort ausgetauscht werden. Sie spüren Zufriedenheit, Glück und fühlen sich ausgefüllt. Es gibt dann keinen Zweifel mehr! An dieser Stelle möchten wir ausdrücklich das Buch *Mein Ich-Gewicht* von Maja Storch empfehlen. Sie werden den einen oder anderen Gedanken auch dort erkennen, weiterführende Gedanken und einen etwas anderen Blickwinkel auf dieselben Fragen kennen lernen.

Aber warum kann so ein Satz so viel bewirken? Das ist eine berechtigte und wichtige Frage. Die Antwort fällt zum Glück sehr leicht. Sie haben schon das „Ankern" kennen gelernt, das Abspeichern positiver Gefühle und das Abrufen der positiven Stimmung, zunächst zum Üben, später in schwierigen Situationen. Nach wenigen Sekunden fühlen Sie sich besser, weil Sie positive Gefühle hervorgerufen haben. Da das Unbewusste für spontane und lebenswichtige Entscheidungen verantwortlich ist, reagiert es blitzschnell auf Gefahr, aber auch auf erfreuliche Situationen! Das ist in etwa so, als würden Sie herausfinden, welches Spiel Ihr Kind am liebsten spielt, und Sie spielen dieses Spiel dann immer wieder, damit Ihr Kind glücklich ist. Sie müssen mit dem Kind nicht mehr diskutieren, es wird spontan Freude empfinden.

Immer wenn Sie etwas tun, das Sie Ihrer Vision näherbringt, reagiert Ihr Unbewusstes und gleichzeitig stärken Sie Ihr Unbewusstes. Unser Gehirn ist bis ins hohe Alter flexibel und knüpft neue Nervenverbindungen, um zu lernen. Häufig gebrauchte Schaltkreise werden verstärkt und nicht mehr gebrauchte Schaltkreise abgebaut. Je positiver ein Gedanke oder eine Handlung wirkt, desto intensiver wird der entsprechende Schaltkreis verstärkt und desto eher werden Schaltkreise, die altes Denken und Verhalten repräsentieren, abgebaut. Die emotionale Verstärkung tut ihr Übriges.

Dabei ist wichtig, dass eine Vision sich nicht auf einzelne Situationen oder Verhaltensweisen bezieht. Sie drückt ein Lebensgefühl aus, das allgegenwärtig ist.

Ich (Bernhard Baumgartner) möchte Ihnen meine eigene Vision nicht vorenthalten. Ich wollte abnehmen, was mir nach 20 kg (ich gebe zu, es sollten 30 kg werden) sehr schwer gefallen ist. Ich wollte zum einen den Bauch loswerden und zum anderen bewege ich mich gerne in der Natur, konnte aber nur eingeschränkt Sport betreiben, da ich rasch außer Atem kam. Ich wollte die Freiheit spüren, loszulaufen oder zu radeln oder im Winter mit den Skiern mit Freunden abseits der gesicherten Pisten zu fahren, und wollte es genießen, ohne alle drei Minuten Pause machen zu müssen. Nach dem Prozess, den Sie auch gerade zu Ende bringen, habe ich mir folgende Vision gewählt:

Ich gönne mir Leichtigkeit!

Einfach und motivierend. Dabei fällt Ihnen jetzt wahrscheinlich auf, dass hier gar nicht vom Abnehmen oder Gewichthalten die Rede ist. Das ist nicht nötig! Die Grundhaltung löst bei mir sehr positive Gefühle aus. Ich bin nach wie vor nicht wirklich schlank, aber auf Grund der körperlichen Aktivität bin ich topfit und meine Blutwerte sind im absoluten Idealbereich. Anstatt mich ständig damit zu quälen, vielleicht doch noch das eine oder andere Kilo zu verlieren, konzentriere ich mich lieber auf eine Lebensqualität, die meine Gesundheit aufrechterhält. Ich nehme es mit Leichtigkeit, und wenn es langsamer geht mit dem Abnehmen, dann ist das auch gut. Ich tue ja viel für meine Gesundheit und Zufriedenheit, meine Lebensqualität ist hoch!

Wir möchten Ihnen auch die Vision einer Freundin zeigen. Sie war im Finanzsektor sehr erfolgreich, hat ihre Firma inzwischen verkauft und unterstützt jetzt Menschen, vor allem im Verkaufssektor, in ihrer Weiterentwicklung. Ihre Vision lautet:

Ich hinterlasse Spuren im Leben anderer Menschen!

Spüren Sie selbst in sich, welche Kraft diese Vision, oder nennen wir es Lebensmotto, für eine Person hat, die anderen bei ihrer Weiterentwicklung hilft.

Das waren Beispiele, um Ihnen bei der Suche nach Ihrer Vision oder Ihrem Lebensmotto noch Ideen mit auf den Weg zu geben.

Von Musikern und Sportlern

Sie sind jetzt ausgestattet mit vielen verschiedenen Methoden. Sie haben bereits viel über sich nachgedacht. Sie haben Glaubenssätze erkannt und können sie bearbeiten. Sie haben Qualität in Ihr Leben geholt, ein SMART-Ziel und Teilziele definiert, sich Belohnungen für die einzelnen Etappen ausgedacht. Sie lassen jeden Abend den Tag Revue passieren und freuen sich über Ihre Erfolge. Nun haben Sie auch ein Lebensmotto bzw. eine Vision.

Sie haben bedeutende und große Schritte gemacht! Nun geht es an die Umsetzung – und vor allem ans Üben.

Wenn Sie ein Instrument lernen, dann besuchen Sie keinen Workshop und üben dann jahrelang alleine. Sie gehen regelmäßig, nämlich wöchentlich oder öfter, zum Unterricht, lassen sich immer wieder neu motivieren, korrigieren, neue Griffe zeigen, sie lernen neue Musikstücke kennen, die immer schwerer werden. Sie bekommen Hausaufgaben zur Schulung Ihrer Fingerfertigkeit und werden so immer besser und besser. Vielleicht singen Sie irgendwann in einem Chor mit und treten auf oder treten einem Orchester bei und spielen Konzerte. Oder Sie wollen einfach nur für den Hausgebrauch spielen. In jedem Fall ist regelmäßiges Üben über einen längeren Zeitraum notwendig, bevor Sie eine ausreichende Beherrschung des Instruments erreicht haben.

Wenn Sie mit einem ambitionierten Sportler Ihres Vertrauens reden, dann wird er Ihnen sicherlich sagen, dass er ständige Betreuung braucht. Auch Sport lernt man nicht an einem Wochenendkurs und übt dann zuhause. Wer wirklich erfolgreich sein möchte, arbeitet mit einem Trainer zusammen. Der Trainer hat das Wissen und die Erfahrung, der Sportler die Motivation und die Konsequenz. Außerdem hat er eine klare Vision, was er erreichen will! Neben dem körperlichen Training in all seiner Komplexität ist die mentale Komponente wichtig. Deshalb haben erfolgreiche Sportler meist einen Mentaltrainer, der ihnen hilft, im Training alles zu geben, den Kopf freizuhalten und sich nicht ablenken zu lassen, um im richtigen Moment die volle Leistung abrufen zu können. Im Spitzensport wird neben Trainer und Physiotherapeuten noch ein Mentaltrainer kommen, der mit dem Sportler die notwendige Motivation und Fokussierung auf das Ziel und damit das Durchhaltevermögen aufbaut. Aber auch Zeit für Familie und Erholung muss der Mentaltrainer seinem Schützling ermöglichen, besonders, wenn er oder sie zu sehr motiviert ist, zu viel zu trainieren beginnt und die Erholungsphasen nicht nutzt.

Was können wir von Musikern und Sportlern lernen?

Die Herausforderung, einen neuen Lebensstil zu entwickeln, wird häufig unterschätzt! Die treuseligen Empfehlungen, Vollmilchschokolade durch eine mit 86 % Kakaoanteil zu ersetzen oder die Treppe statt den Lift zu nehmen oder das Auto am anderen Ende des Parkplatzes zu parken, reichen bei weitem nicht aus! Alte Gewohnheiten spuken uns noch sehr lange im Kopf herum, sind flugs wieder da und dominieren unser Handeln, wenn wir nicht aufpassen!

Idealerweise suchen Sie sich also einen „Coach", der Ihnen immer wieder Möglichkeiten und Wege aufzeigt, mit Herausforderungen und Schwierigkeiten umzugehen, eine Betreuerin, die Sie motiviert und auf dem Weg begleitet. Nicht über ein Wochenende, nicht über ein halbes Jahr, sondern über mehrere Jahre. Wenn Sie selbst neugierig und immer auf der Suche nach neuen Möglichkeiten sind, dann sagen wir herzlichen Glückwunsch, tun Sie das weiterhin! Wenn Sie eher zurückhaltend sind, dann suchen Sie sich eine Gruppe, in der Sie neue Rezepte kennen lernen, die ein abwechslungsreiches Bewegungsprogramm anbietet und Sie immer wieder neu inspiriert und motiviert.

Lernen Sie weiterhin, wie der Körper funktioniert, wie der Stoffwechsel funktioniert, welche Inhaltsstoffe in welchen Lebensmitteln sind, um selbst entscheiden zu können, welche Nahrungsmittel die richtigen für Sie sind. Erfahren Sie immer wieder, wie gut der Sport Ihrem Körper tut! Lesen Sie Bücher oder hören Sie Hörbücher von Mental-Coaches und Motivationsrednern. Sie werden immer weniger Neues erfahren, wir kochen alle mit Wasser! Aber die Wiederholung festigt Wissen und Motivation, Sie lernen neue Aspekte und Blickwinkel kennen, die Ihnen möglicherweise besonders gut gefallen und damit auch gut helfen. Und vor allem: Das Wenige, das Sie neu lernen, wird umso intensiver und wichtiger sein! In hochbezahlten Seminaren für Manager erfahren die Teilnehmer kaum Neues vom Seminarleiter. Die Teilnehmer tauschen sich aus und der Anteil von Neuem am ausgetauschten Wissen beträgt vielleicht 2 %. Aber genau diese 2 % sind unendlich wertvoll für denjenigen, der in der Lage ist, Neues zu lernen und daran zu wachsen.

Durchhalten, durchhalten, durchhalten!

Manchmal ist es besser, einfach konsequent kleine Dinge umzusetzen und kleine Ziele zu verfolgen, ohne sich große Gedanken über große Ziele zu machen. Überlegen Sie jeden Tag von neuem, ob Sie sich die Zähne putzen sollen? Es wurde eine Gewohnheit mechanisiert und das Programm läuft jeden Tag zumindest vor dem Zubettgehen ab.

Was aber kann man tun, wenn keine Eltern mehr das kindliche Gemüt wohlwollend gegen alle Widerstände formen und man sich nicht glaubwürdig gegen Mächte von außen zur Wehr setzen kann? Wenn es ausschließlich darum geht, selbst gewählte Ziele zu erreichen, und Ablenkungen nicht von der elterlichen Macht neutralisiert werden?

Sollten Sie dazu eine einfache Lösung finden, verraten Sie mir diese bitte zuerst. Wir schreiben einen Bestseller und werden gemeinsam reich!

In Wahrheit gehört es zu den schwersten Übungen, alte Gewohnheiten aufzugeben und gegen neue Gewohnheiten auszutauschen, die einen gewünschten Erfolg bringen. Es mag manchmal gelingen, neue Gewohnheiten durch Wiederholungen aufzubauen. Aber es kommen die alten Gewohnheiten immer wieder dazwischen. Man kann es gut beobachten, wenn jemand mit dem Rauchen aufhören möchte. Oder auf Alkohol verzichten. Oder auf Süßigkeiten. Die einfachste Änderung kann auf Dauer zu einer großen Herausforderung werden. Eine Geschichte dazu hat mir besonders gut gefallen: In einem Vortrag hat Prof. Halle von der Poliklinik für Präventive und Rehabilitative Sportmedizin der Technischen Universität München berichtet, dass er mit seinen Patienten einen besonderen Test macht. Er bittet sie, sich eine Woche lang jeden Tag für genau eine Minute auf einen Stuhl zu stellen. Eigentlich eine einfache und überschaubare Aufgabe! Und dennoch scheitern die meisten daran! Schon nach wenigen Tagen ist es den meisten unangenehm, diese Aufgabe konsequent durchzuführen! Das zeigt, wie schwer es in Wahrheit ist, seine Gewohnheiten zu ändern, und sei es noch so einfach und trivial. Wobei es nicht nur daran liegt, dass diese Übung keinen Sinn hat, außer zu testen, ob sich die Personen konsequent für nur eine Woche an ein vorgegebenes Protokoll halten, das ihr Leben in keiner Weise einschränkt.

Ego-Erschöpfung

Wir geraten immer wieder in eine Situation, die uns ein wenig von unserem gesetzten Ziel und dem Zielerreichungsplan abbringt. Häufig wird das keine schlimmen Auswirkungen haben, eine kleine Sünde oder eine kleine Ablenkung gefährdet sicher nicht das Erreichen des Ziels. Es kann sogar helfen, wieder eine stabile Situation zu erzeugen.

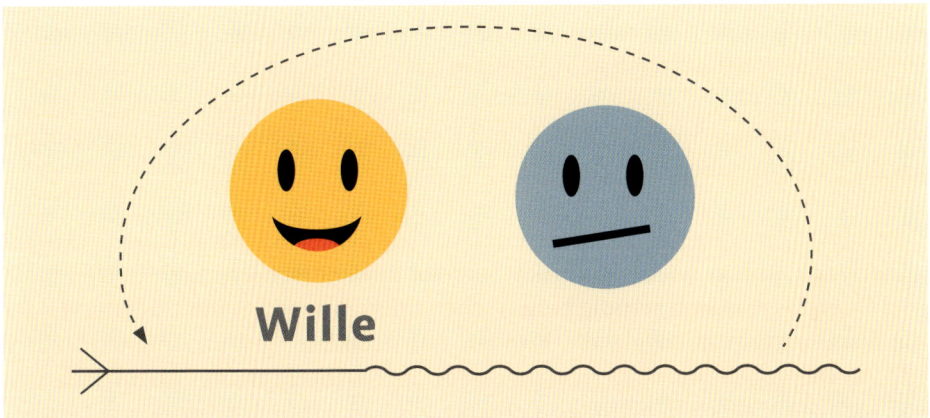

Aber in anderen Situationen gelingt es uns nicht, unsere Vorsätze zu behalten und konsequent umzusetzen. Die Herausforderung ist größer und oft fragen wir uns noch, ob es sich auszahlt, konsequent zu bleiben, oder ob man dieses eine letzte Mal vielleicht doch noch schwach werden darf. Vielleicht sollte man doch lieber konsequent bleiben, aber es fällt so schwer, aber konsequent bleiben wäre schon besser, aber dieses eine Mal ... (Und während wir das hier niederschreiben, schenken wir uns glatt ein Gläschen Wein ein ...) Und wenn dann der Moment gekommen ist, an dem man nachzugeben beginnt, brechen alle Dämme. Oft passiert das abends, wenn man tagsüber wenig gegessen hat und dann großen Hunger spürt.

Den Begriff Ego-Erschöpfung leihen wir uns von Roy Baumeister, der ihn in seinem Buch *Die Macht der Disziplin* verwendet. In kurzen Worten kann man die Ego-Erschöpfung so erklären, dass sich der Wille wie ein Muskel verhält, den man zwar trainieren kann, der sich auf der anderen Seite aber durch Gebrauch erschöpft. Wenn man den ganzen Tag gefordert ist, ständig Entscheidungen zu treffen und Probleme zu lösen hat, dann hat man am Abend nicht mehr die Kraft, der Versuchung zu widerstehen. Dieser Effekt wirkt aber auch kurzfristig. In verschiedenen Experimenten wurden Personen getestet, wie stark und wie lange sie z.B. einen Handmuskeltrainer drücken konnten oder wie lange sie sich bemühten, Rätsel zu lösen. Dann mussten sie eine Aufgabe erfüllen, die ihre Entscheidungskraft erforderte. Wenn der Leistungstest danach wiederholt wurde, schnitten die Teilnehmer schlechter ab als vor der Aufgabe. Im Rahmen eines anderen Tests mussten die Teilnehmer einen Tag fasten und als sie am Abend ins Labor kamen, duftete es dort nach Keksen. Einige Versuchspersonen bekamen dann Radieschen vorgesetzt, während die Teilnehmer in der Kontrollgruppe Schokolade und Kekse essen durften. Im nachfolgenden Experiment kiefelten die Schokoesser im Schnitt 20 Minuten an einer unlösbaren Aufgabe, die Radieschenesser aber gaben bereits nach acht Minuten auf!

Wir lernen daraus: Sparen Sie nicht mit Kalorien, wenn Sie wichtigere Probleme als Ihr Gewicht haben.

Oder aber: Wenn Sie Kalorien einsparen wollen, achten Sie darauf, dass Sie nicht anderweitig immer wieder gefordert werden bzw. Entscheidungen treffen müssen. Oder dass Sie sich ständig beherrschen müssen, weil z.B. der Chef nervt oder die Mitarbeiterin quengelt, die Kunden unverschämt sind und man trotzdem nett zu ihnen sein muss, der Partner oder die Partnerin immer unzufrieden ist etc. Manche Menschen befinden sich aber auch in wirklich schwierigen Lebenslagen, aus der es kein Entrinnen gibt. Der ständige Druck und die Aussichtslosigkeit saugen an den Kräften und man wird mehr und mehr frustriert. Die optimalen Voraussetzungen, um zu versagen, wenn man sich zu viel vornimmt! Aber es muss gar nicht nur eine dramatische Situation sein, aus der man nicht herauskommt, wie die Pflege eines nahen Verwandten oder des Partners, die man mit Hingabe und SelbstaufOPFERung durchführt. Es reicht schon eine immer wiederkehrende Unannehmlichkeit, um die Willenskraft an ihre Grenzen zu bringen. Wenn man das Problem nicht lösen kann, dann sollte man sich bemühen, seinen Umgang mit dem Problem zu den eigenen Gunsten zu verändern.

Zurück zu unserem gemütlichen Glaserl Wein nach einem langen Arbeitstag. Vielleicht gönnen Sie sich noch ein Gläschen Wein, dann sinkt die Hemmschwelle proportional zur Füllmenge des Glases. Und schon ist das eine oder andere Glas zu viel getrunken, eine Tafel Schokolade gegessen, ein Sackerl Chips gegessen, noch ein Stück Käse gegessen. Sie kennen sich selbst am besten und wissen, was dann passiert. Und Sie wissen, was als Nächstes kommt: Es kommt der Moment der Reue! Kaum genossen, schon reut es wieder. Wobei, da müssen wir kurz innehalten! Wirklich genossen wird der Moment selten! Er geht mit einem schlechten Gefühl einher. Ein Gefühl der Sünde, des Nichtdürfens. Man weiß genau, dass man einen Fehler begeht, aber dieses Wissen ist zu wenig. Die

Chips, die Schokolade werden nicht langsam und bewusst genossen, sie werden verschlungen. Zu schnell, zu achtlos, zu viel. Der aufgeschobene Genuss wird doppelt eingeholt. Und vielleicht muss nach der ganzen Völlerei auch noch ein Verdauungsschnapserl oder Magenbitter sein. Es kommt zum totalen Kontrollverlust und zur Überkompensation. Und dann schmerzt der Magen, vielleicht am nächsten Tag auch der Kopf. Und dann kommt der Ärger. Der Ärger über sich selbst. Der Ärger darüber, nicht rechtzeitig aufgehört zu haben. Dieser Punkt ist aber auch eine große Chance! Denn das ist der Moment, in dem man über sich nachdenkt. Vielleicht ist der erste Gedanke, dass die ganze Abnehmerei und Kalorienreduziererei eh sinnlos ist, das kann ja gar nicht funktionieren, das Ende der guten Vorsätze ist nah.

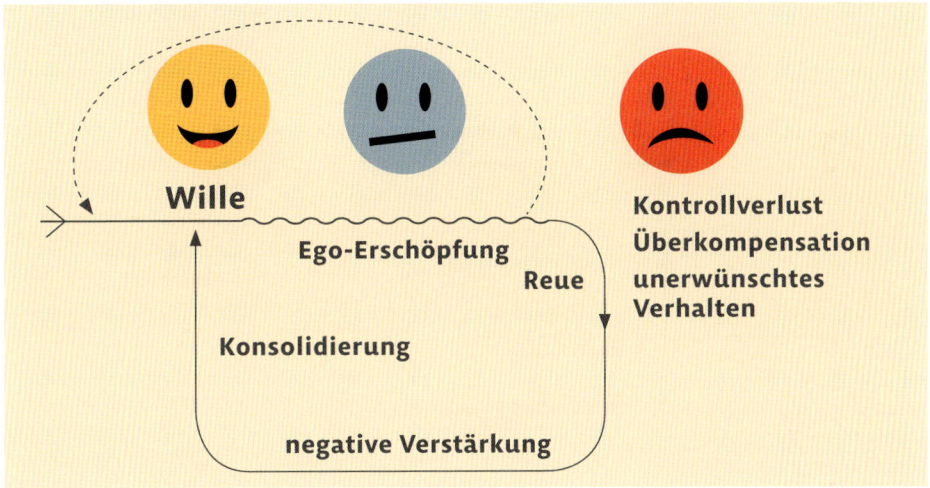

Wenn man den Moment nicht nützt, dann führt dies unweigerlich zu Selbstzweifeln und einer **negativen Verstärkung** der negativen Glaubenssätze, der Selbstzweifel, der negativen Erwartungen. Wieso sollte gerade ich es schaffen? Das haben auch schon die anderen gesagt. Und eigentlich hat es noch nie geklappt. Am besten lasse ich es. So schlimm war es eh nicht, und mit mehr Unterpolsterung ist mein Gesicht straffer und ich habe mehr erotische Nutzfläche und so weiter und so fort. Ein wahrlich elendiges Gefühl. Das aber selten lange andauert. Denn bald schon kommt es zur Konsolidierung, das Problem ist mit einem Schulterklopfer vergessen und hingenommen und das Leben kann weitergehen wie gewohnt. Also zurück an den Start. Die nächste Krise kommt bestimmt.

Die große Chance liegt darin, diesen Moment als den passenden Zeitpunkt zu betrachten, um zu überlegen, wie man mit der Situation besser hätte umgehen können. Daher bezeichnen wir diesen Moment als Checkpoint. Unweigerlich denken wir in so einem Moment über uns nach. Dieser Moment gibt uns eine Chance. Unsere Vermeidungsstrategie zu verbessern und zu schärfen oder eben weiterzumachen wie bisher.

Fast nie gelingt es, einen Vorsatz in kurzer Zeit umzusetzen. Niemand lernt ein Instrument in einem Wochenendkurs. Immerhin gibt man lieb gewonnene Gewohnheiten auf. Und eine Liebesbeziehung zu beenden fällt nie leicht und dauert seine Zeit.

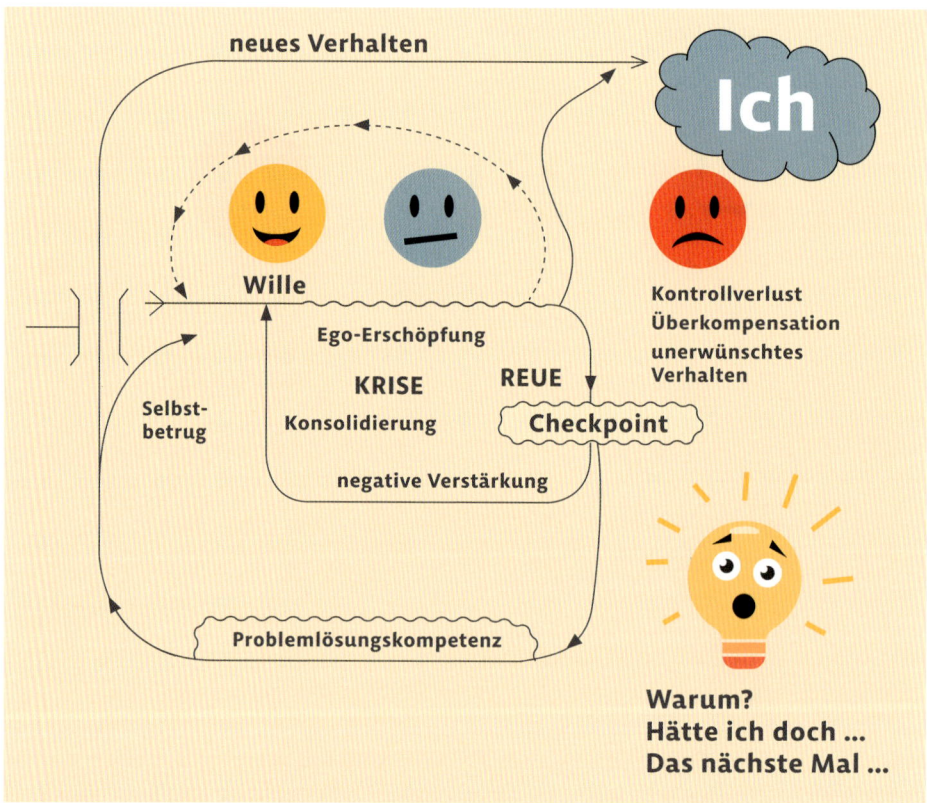

Daniel Goleman hat in seinem Buch *Focus* (auf Deutsch „Konzentriert euch") dazu interessante Betrachtungen angestellt. Er hat die sogenannte 10.000-Stunden-Regel genauer unter die Lupe genommen. Diese wurde bereits 1993 vom US-Psychologen Anders Ericsson zusammen mit seinen beiden Kollegen Ralf Krampe und Clemens Tesch-Römer formuliert. In kurzen Worten erklärt haben sie erfolgreiche Menschen, vor allem Geigenspieler, betrachtet und sind zu dem

Schluss gekommen, dass man mindestens 10.000 Stunden üben muss, um zur Weltspitze zu gehören. Unabhängig von Talent, aber mit viel Fleiß, Ausdauer und Disziplin ließe sich alles erreichen. Goleman kritisiert dies mit einem einfachen Argument. Er sagt, dass es nicht darauf ankommt, wie lange und wie oft man übt. Man kann eine Sache 10.000 Stunden lang schlecht machen. Es kommt aber darauf an, sie jedes Mal ein wenig besser zu machen! Und das ist der Schlüssel zum Erfolg. Aus diesen Worten spricht viel Weisheit. Nicht, dass das nicht schon vorher gesagt worden wäre. Jeder Musiklehrer, jeder Sporttrainer, jeder Mentaltrainer wird das bestätigen. Aber Goleman hat es gut und schlüssig formuliert und soll daher hier entsprechend zitiert werden.

Was lernen wir also daraus? Es kommt nicht darauf an – und man darf auch nicht erwarten –, alles gleich richtig zu machen. Es kommt darauf an, es auf Dauer immer ein klein wenig besser zu machen. Und irgendwann ist der „Tipping Point" erreicht, der Moment, in dem das ganze System kippt und in ein neues Gleichgewicht fällt (das wird in dem Buch *Tipping Point* von Malcolm Gladwell sehr schön erklärt). Bis dahin muss der Zyklus, der auf Seite 158 dargestellt ist, mehrere Male, wohl oder übel öfters oder oft, durchlaufen werden. Und jedes Mal sollte sich unser Verhalten, unsere Einstellung, unsere Vorbereitung auf so eine Situation ein wenig verbessern. Wobei sich in dieser Abbildung auch eine Abzweigung befindet, der Selbstbetrug. Das dürfte die am häufigsten gewählte Abzweigung sein, die wir nutzen. Denn über sich nachzudenken und nach kleinen Fehlern zu suchen, ist nun einmal nicht angenehm. Gerne nimmt man einen Weg, der davon ablenkt und in die Normalität führt. Da ist ein kleiner Selbstbetrug willkommen, um diese unangenehme Situation zu entschärfen. Auch hier geht es zurück an den Start und der Kreislauf beginnt von vorne.

Ist aber nach mehreren oder vielen Durchgängen der Punkt erreicht, an dem sich neue Gewohnheiten etabliert haben und sich eine gute Einstellung zu sich selbst gefestigt hat, dann kann sich ein neues Verhalten entwickeln, das Bestand hat. Die **Problemlösungskompetenz** ist ausreichend entwickelt. Dann ist es keine Frage mehr, ob man Schweinsbraten oder den Salat mit gebratenen Hühnerbruststreifen im Gasthaus bestellt. Natürlich ist es der Schweinsbraten, wenn man ihn schon lange nicht mehr gegessen hat. Aber man wird nicht mehr unbedingt immer alles aufessen wollen. Vielleicht nimmt man eine kleine Portion, die in vielen Gasthäusern angeboten wird, und einen Salat dazu. Auch das ist interessant: Haben Sie sich schon einmal überlegt, im Gasthaus einen Salatteller zu nehmen? Für meine liebe Mutti war es immer das Größte, sich am Salatbuffet einen großen Salatteller zu richten. Ihr Argument war so einfach wie bestechend: Ein Stück Fleisch mit oder ohne Sauce und die eine oder andere Beilage kann man mit überschaubarem Aufwand auch zuhause zubereiten. Aber ein Salatbuffet mit viel Abwechslung, das ist richtig viel Arbeit! Der Gedanke hat sich mir tief eingebrannt, und auch ich gehe gerne dorthin, wo es ein gutes Salatbuffet gibt mit einer Abwechslung, die ich selbst nicht zubereiten würde. Wenn man diesen Gedanken für sich entdeckt hat, macht ein Salatbuffet richtig Spaß.

Was sind die entscheidenden Erkenntnisse?
- Erwarten Sie nicht zu viel von sich! Es ist vollkommen normal, dass es länger dauert, bis man Gewohnheiten konsequent und dauerhaft umsetzt.
- Nehmen Sie sich Zeit, um immer wieder kleine Korrekturen anzubringen und sich konstant zu verbessern.
- Schreiben Sie sich auf, in welchen Situationen Sie typischerweise in Versuchung geraten. Notieren Sie alles, was typisch ist. Und jetzt kommt das Wichtigste überhaupt: Überlegen Sie, wie Sie das nächste Mal in dieser Situation handeln wollen!

Am besten überlegen Sie, wie Sie im IDEALFALL in so einer Situation handeln möchten und sollten.

Und dieses Verhalten üben Sie in Gedanken immer wieder und wieder und wieder. Stellen Sie sich immer wieder vor, wie Sie die Situation bewältigen.

Dieses Vorgehen ist wichtig. Früher wurde oft empfohlen, sich z.B. den Körper vorzustellen, den man gerne haben möchte. Natürlich ist es wichtig, sich ein Ziel zu überlegen und immer wieder hervorzuholen. Die Technik der Visualisierung gehört zum Standardrepertoire des Motivations Coachings. Man muss ja wissen, wo man hin möchte. Aber es hat sich gezeigt, dass das einfache Eindenken in einen gewünschten guten Zustand den Willen schwächt und nicht stärkt. Das mag überraschen. Es ist aber besser, sich daran zu halten, selbst wenn man nicht daran glaubt. Warum? Das Entscheidende ist nicht, dass man sich vorstellen kann, schlank zu sein. Ich kann mir auch vorstellen, auf dem Mond zu spazieren. Aber wie komme ich dort hin? Zwischen mir und einem Mondspaziergang stehen zumindest ein beinhartes körperliches Training, um die Strapazen des Fluges aushalten zu können, die Enge der Kapsel, die Angst vor dem Start und dem Wiedereintritt in die Erdatmosphäre und vieles mehr. Was hilft es mir, wenn ich mir vorstelle, wie ich auf dem Mond spaziere, wenn ich nicht bereit bin, das harte Training auf mich zu nehmen? Ich muss jeden einzelnen Tag über Jahre konsequent und hart trainieren. Natürlich hilft es mir, das Ziel immer vor Augen zu haben, aber manchmal wird es sehr schwerfallen, die Konsequenz für das Training aufzubringen. Ich werde mir irgendwann die Frage stellen, warum ich das mache – und wofür? Damit haben wir uns schon in früheren Kapiteln beschäftigt.

Und das war gut so, denn wir sehen, wie wichtig es ist, diese Fragen für sich beantwortet zu haben.

Das Ziel und warum wir es erreichen wollen, das haben wir in früheren Übungen erarbeitet. Aber kann man sich davor schützen, vom Weg abzukommen, wenn der Chef nervt, der Partner nölt, die Kinder alle Energie kosten oder sonst etwas passiert? So wie von Daniel Goleman beschrieben, kann man mit Geduld und Zielorientierung über die Zeit Strategien aufbauen und immer besser darin werden. Voraussetzung dafür ist das „Versagen". Wie oft hat eine Weltklassegeigerin immer wieder eine schwierige Stelle geübt? Bestimmt sehr sehr oft. Werten wir das als Versagen? Ganz sicher nicht! Ganz im Gegenteil, wir bewundern die Konsequenz, es so lang zu probieren, bis es endlich fehlerlos klappt. Und diesen Gedanken dürfen wir auch – und sollten wir – auf uns selbst anwenden! Wenn es nicht klappt, ist das eine Übung, die noch nicht funktioniert hat. Aber nur, wenn wir versuchen, es das nächste Mal zumindest ein klein wenig besser zu machen.

Was ist dazu notwendig? Die beste Strategie ist, dass man sich überlegt, welche Probleme auftreten können. Niemand kennt Sie so gut wie Sie selbst. Also werden Sie die besten Antworten auch in sich selbst entdecken. Seien Sie ehrlich zu sich selbst, denn Sie kommen sich ja sowieso auf die Schliche, wenn Sie zu schummeln versuchen! Beobachten Sie über Tage oder Wochen, in welchen Situationen es dazu kommt, dass Sie „sündigen" oder Ihre Ziele zugunsten eines kurzfristigen Vergnügens verraten. Je besser und konsequenter Sie das durchziehen, desto besser werden Ihre Strategien werden!

Und nun kommt der entscheidende Schritt: Überlegen Sie, wie Sie sich in der Situation gefühlt haben. Was hat Sie durcheinandergebracht? Und was würden Sie jetzt in derselben Situation tun, um ein Entgleisen zu vermeiden? Oder würden Sie sich entscheiden, es einfach durchzuziehen nach dem Motto: „War blöd aber geil"? Hätten Sie bereits die Stärke, die Situation zu vermeiden? Wir suchen nur nach dem kleinen Schritt, den Sie beim nächsten Mal auf Ihrem Weg zum Profi besser machen! Wenn mehr gelingt, ist das großartig. Aber wenn der kleine Schritt gelingt, ist das mehr wert als wenn der große Schritt misslingt! Und dann kommt der nächste Schritt und dann der nächste Schritt!

Kein Mensch fährt Auto, indem er/sie eine Vollbremsung macht, wenn die Ampel auf Rot springt. Und wenn die Ampel auf Grün springt, fährt man nicht mit rauchenden Reifen los, um bei der nächsten roten Ampel wieder eine Vollbremsung hinzulegen. Jeder vernünftige Mensch beschleunigt moderat.

Was tun, wenn es nicht klappt?

Keine Sorge, es bricht kein schlüpfriges Kapitel über unsere geneigten Leser und Leserinnen herein. Es reicht schon, wenn wir abends durch die Fernsehwerbung erfahren, was zu tun ist, wenn die Rakete nicht mehr abhebt bzw. der Zug nicht mehr in den Tunnel fährt, was gegen Scheidentrockenheit hilft oder wir über die einzig wahre Therapie einer Verstopfung oder von Durchfall informiert werden.

Nein, wir bleiben beim Thema: Was tun, wenn es mit dem Abnehmen nicht klappt? Wobei sich mit dieser Frage die ältesten Fragen der Philosophie, Theologie und der Abnehmindustrie verknüpfen lassen. Leider ist sie alles andere als leicht zu beantworten. Immerhin haben wir schon intensiv daran gearbeitet, Glaubenssätze zu identifizieren und umzuformen, den Weg in optimale Zufriedenheit zu finden, eine Vision zu entwickeln und sie bei Bedarf durch sture Angewohnheiten zu ersetzen. Wir haben uns den Weg über Motivation zur Disziplin erarbeitet und überlegt, wie wir aus vermeintlichem Versagen und Misserfolgen lernen und uns immer besser gegen Versuchungen wappnen können. Wir haben die Macht des Geistes für uns arbeiten lassen und sind die Himmelsleiter nach oben gestürmt und haben schließlich gespürt, wie gut es sich anfühlen muss, wenn wir unseren Traum nicht träumen, sondern leben.

Was also in aller Welt kann da noch schiefgehen?

Seufz. Die Realität hebt ihr hässliches Haupt. Zumindest ein bisschen.

Wir haben viele positive Rückmeldungen auf die erste Auflage des Buches erhalten. Es haben Menschen geschafft, dauerhaft abzunehmen. Viele andere leben ein glücklicheres Leben, weil sie sich von sich widersprechenden Zielen verabschiedet und ein Gleichgewicht gefunden haben, das ihnen ein gesünderes und glücklicheres Leben ermöglicht. Andere haben die vorgestellten Methoden in den Beruf übertragen und konnten sich weiterentwickeln.

Verständlicherweise aber bleibt der Wunsch, doch bitte weiter abzunehmen und schlank zu werden.

Seit wir die erste Auflage geschrieben haben, hat sich viel getan und wir sind glücklich, Ihnen ein sehr breites Spektrum an weiteren und effizienten Optionen anbieten zu können. Also packen wir es tatkräftig an.

Versagen Diäten wirklich?

Eine interessante Behauptung ist, dass Diäten versagen. Wir haben schon früher im Buch darüber geschrieben. Es kommt darauf an, was man erwartet. Eine dauerhafte Gewichtsabnahme ist von einer kurzfristigen extremen Kalorienreduktion nicht zu erwarten. Allerdings ist es sehr motivierend, wenn schon nach einer Woche die Waage das eine oder andere Kilo weniger anzeigt. Dass es sich dabei nur minimal um Fettabbau handelt, sei ins motivierende Fäustchen gehustet.

In diesem Sinne liefern Diäten einen guten Start. Studien haben gezeigt, dass der Abnehmerfolg bei den Personen größer ist und länger anhält, die am Anfang mehr abgenommen haben. Wir wiederholen uns gerne: Wenn so eine Diätphase der Anfang einer darauffolgenden Ernährungs- und Lebensstilumstellung ist, dann muss man das nicht verteufeln. Man hat, ganz im Gegenteil, eine gute Motivationsmöglichkeit. Man muss den Menschen aber von vornherein offen und ehrlich begegnen und auf mögliche Schwierigkeiten in den ersten Tagen hinweisen (Unwohlsein, Kopfschmerzen, Durchfall oder Verstopfung) und erklären, dass mit der Umstellung nach der Diätphase erst das wirkliche Erlernen neuer Gewohnheiten beginnt und es dafür halt einfach Geduld und Durchhaltevermögen braucht. Siehe dazu die bisherigen Kapitel. Und besonders sei auf Seite 85 verwiesen, auf der wir ausführen, dass pro Woche ca. 2.000 kcal verbraucht werden sollten, um dauerhaft schlank zu bleiben. Wohlgemerkt, zu BLEIBEN, nicht zu werden. Allein mit Sport abzunehmen gelingt nur wenigen. Das nur für den Fall, dass Sie auf Seite 85 gerade abgelenkt waren.

Um zu vermeiden, dass sich der Körper zu sehr an eine reduzierte Kalorienaufnahme gewöhnt, sollte man auf Dauer 500 bis 800 kcal täglich einsparen.

Fasten

Wenn man den Blick vom Körpergewicht abwendet und sich dem dauerhaften Erhalt der Gesundheit bis ins hohe Alter zuwendet, dann stößt man auf folgende wichtige Säulen:
· Verzicht auf Rauchen und übermäßigen Alkoholkonsum
· Normalgewicht
· ausreichende Versorgung mit Mikronährstoffen
· Sport
· Fasten

Eine umfassende Darstellung von Strategien für ein gesundes Altern wird in einem eigenen Buch besprochen, das derzeit in Vorbereitung ist. Sie können sich auf unserer Homepage in den Newsletter eintragen, um immer über Neuigkeiten und neue Beiträge auf der Webseite informiert zu werden! Dann erfahren Sie auch aus erster Hand, wann neue Publikationen von uns erscheinen!

Sport und Fasten sind zwar sehr unterschiedliche Tätigkeiten, aber sie verbindet, dass der Körper damit eine Nährstoffknappheit feststellt. Wir werden uns im nächsten Abschnitt mit der Stoffwechselaktivierung beschäftigen und lassen sie an dieser Stelle noch weg.

Unter den Forscherinnen und Forschern für ein gesundes Altern gelten Sport und Fasten als der heilige Gral des Anti-Aging. Wobei Anti-Aging ein schwieriger Begriff ist. Im Tiermodell konnten schon verjüngende Effekte einiger Behandlungen nachgewiesen werden. Wir dürfen gespannt sein und müssen abwarten, welche Optionen schließlich als Therapien beim Menschen angewendet werden können. Bisher konnte aber noch keine Methode etabliert und zugelassen werden, die Menschen verlässlich biologisch verjüngt.

Aber warum ist das Fasten so wichtig?

Interessanterweise ist eine Fastenphase in jeder Kultur verankert. Offenbar gibt es positive Effekte, die man ohne komplizierte mathematische Berechnungen aus umfangreichen Studiendaten erkennen kann. Zu den offensichtlichen Vorteilen des Fastens gehört auf alle Fälle die Vorbereitung eines Festes wie Weihnachten oder Ostern.

Ob als Challenge oder einfach nur so für sich, der Verzicht auf Alkohol, Süßigkeiten, deftiges Essen und anderes zu bestimmten Zeiten – Fastenzeit oder neuerdings gerne im Jänner – wird nicht nur gerne als „Frühjahrsputz" oder zur Gewichtsreduzierung genutzt, sondern auch zur Stärkung des Geistes oder um Verzicht zu üben. Meistens werden dann sechs Wochen veranschlagt, was an sich ein überschaubarer Zeitraum ist, der sich aber trotzdem ganz schön lange hinziehen kann!

Immerhin lassen sich Einflüsse des Fastens auf die Psyche des Menschen feststellen, es kommt im Zuge des Fastens zu einer verstärkten Serotoninfreisetzung und somit zu einer Hochstimmung.

Fasten wirkt sich auch positiv auf Entzündungen aus. Diese werden für viele

Probleme im Körper verantwortlich gemacht, bis hin zu Krebs oder Demenz.

Eine Studie hat eine günstige Wirkung von Fasten auf das Immunsystem gezeigt. Bereits nach einem Tag kommt das Immunsystem in ein besseres Gleichgewicht. Es wird inzwischen auch von einem „Reset" des Immunsystems gesprochen.

Beim Fasten wird Viszeralfett abgebaut. Zu viel davon wirkt sich negativ auf die Blutzuckerkontrolle aus und besonders Männer sollten sich daher immer wieder auf ihren Bauchumfang testen lassen.

Und schließlich wird der epigenetische Code modifiziert. Epigenetik ist ein Thema für sich und wird in einem Vortrag von Bernhard genauer erklärt (abrufbar über den unten angefügten QR-Code). In kurzen Worten geht es darum, dass ein Teil der Gene an- und abgeschaltet wird, indem direkt an das Erbmaterial sogenannte Methylgruppen angehängt werden. Quasi als rote Flagge wie bei der Formel 1. Wird diese gezeigt, dann stellen die Fahrer ihre Aktivität ein und fahren in die Box. Erst wenn die Phase der roten Flagge vorbei ist, kommen die Fahrer wieder aus der Box und es herrscht wieder Aktivität auf der Strecke. Das ist aber nicht alles. Durch die Markierungen an der DNA entsteht ein eigener Code, der epigenetische Code. Dieser ändert sich z.B. bei Krankheit oder mit dem Alter. In Studien konnte eine Analyse des epigenetischen Codes sehr gut das biologische Alter der Personen bestimmen. Außer bei Menschen, die z.B. ein Trauma erlebt hatten, krank waren oder unter starkem Stress standen. Bei diesen Personen hat die epigenetische Uhr ein höheres biologisches Alter angezeigt. Resilienztraining, Meditation und entsprechende Ernährung sowie Fastenperioden konnten die epigenetische Uhr aber zurückdrehen. Quasi eine Verjüngung bewirken. Die wissenschaftlichen Beweise, dass dies im Alter tatsächlich zu mehr Gesundheit führt, stehen aber noch aus.

 https://cba.fro.at/271203

Eine reduzierte Kalorienzufuhr ist ein Signal an die Mitochondrien, sich zu vermehren und damit die Nährstoffe besser zu nutzen. Fasten hat einen besonders guten Effekt. Es klingt vielleicht im ersten Moment widersinnig, dass sich die Mitochondrienzahl dann erhöht, wenn wenig Arbeit ansteht. Aber gerade in Zeiten eines Nährstoffmangels ist ein hohes Energieniveau im Körper wichtig. Es war ein Zeichen für unsere Vorfahren, motiviert und mit klarem Denken die Reise zu besseren Orten anzutreten, um dort wieder satt werden zu können. Auch das vom sich leerenden Magen freigesetzte Hormon Ghrelin spielt dabei eine Rolle. Je leerer der Magen, desto mehr Ghrelin wird freigesetzt. Es verursacht Heißhunger, wirkt aber auch auf das Erinnerungszentrum und in den sogenannten Mandelkernen auf die negative Beurteilung der aktuellen Situation. So prägen wir uns die erlebte Situation so ein, dass wir sie in Zukunft tunlichst vermeiden. Aber es fördert andererseits gesundheitsfördernde Vorgänge im Körper.

Man muss das Fasten aber von einer Diät unterscheiden. Bei einer Diät übt man gezielt strengen Verzicht, häufig in Form einer Mangelernährung (die durch Mikronährstoffe ausgeglichen werden kann). Beim Fasten verzichtet man hingegen für einige Tage komplett auf feste Nahrung. Es gibt neben dem klassischen Fasten – meist über sieben bis zehn Tage – auch die Möglichkeiten des Intervallfastens in den verschiedensten Ausprägungen. Auch diese Formen sind effizient.

Stoffwechselaktivierung

Jedes Mal, wenn wir in soziale Medien einsteigen, springen uns sofort Werbungen für Methoden der Stoffwechselaktivierung für rasche Gewichtsabnahme ins Auge. Egal, ob es sich um strikte kurzfristige Radikaldiäten handelt, die euphemistisch als Ernährungsumstellung angepriesen werden, oder Säfte, Tabletten, Pillen und was sich findige Geister noch so alles einfallen lassen. Seit über einem Jahr stelle ich (Bernhard) immer wieder dieselben Fragen an die Werbenden: Welche Substanz genau verursacht die Aktivierung des Stoffwechsels? Wie wird die Aktivierung des Stoffwechsels gemessen? Welche Studien gibt es dazu? Und wenn der Stoffwechsel beschleunigt wird, dann müsste auch die Körpertemperatur steigen. Aber um wie viel Grad?

Die letzte Frage verwundert Sie? Dazu später. Vermutlich verwundert Sie aber nicht, dass ich niemals eine brauchbare Antwort erhalten habe! Maximal wurde mir eine Liste der Inhaltsstoffe geschickt. Oder der Hinweis, dass die Investoren bei einer Fernsehshow total begeistert gewesen wären. Na gut, wenn das ein Argument sein soll, dann frage ich in Zukunft meine Friseurin (ja, als typischer Mann gehe ich immer zur selben Friseurin), in welche Aktien ich investieren soll. Die Löwen haben sicherlich genauso viel Ahnung vom Stoffwechsel wie meine Friseurin von Aktien.

Zurück zum Stoffwechsel. In einer Werbung verkündete eine Dame, dass sie alleine mit einem Produkt in sechs Monaten 46 Kilogramm verloren hätte. Und das, ohne Sport zu treiben oder ihre Ernährung umzustellen. Rechnen wir kurz nach. Für 1 kg Fettgewebe wird ein Energieäquivalent von ca. 7.000 kcal angenommen. Sprich, um 1 kg Fett abzunehmen, muss man 7.000 kcal einsparen. Gehen wir von einer Frau aus, die am Tag 1.500 kcal, vielleicht sogar 1.800 kcal, verbraucht. Ohne Sport. Um 46 kg abzunehmen, muss sie 7.000 · 46 = 322.000 kcal verbrennen! Um dies in sechs Monaten, also in 126 Tagen zu schaffen, müsste sie also 2.516 kcal täglich verbrennen! Und damit fast das Doppelte ihres normalen Tagesumsatzes! Bisher konnte mir niemand erklären, wie das gehen soll. Auch die betreffende Firma nicht. Eine Möglichkeit, mehr Kalorien zu verbrennen, besteht bei erhöhter Körpertemperatur. Das diskutieren wir im Abschnitt „Schwitze dich schlank".

Aber wir wollen nichts unterstellen. Möglicherweise hat die Dame tatsächlich 46 kg in sechs Monaten abgenommen. Dann dürfte ihr die Haut aber am Bauch herunterhängen. Oder die Hautschürze wurde bereits wegoperiert, das bringt auch ein paar Kilo. Sie ist dann aber keinesfalls ein typisches Beispiel für die Wirkung des Präparates, sondern ein statistischer Ausreißer.

Aber wie konnte so ein enormer Erfolg zustande kommen? Bei einer Magenbypassoperation, die wir später beschreiben, erwartet man in etwa einen Gewichtsverlust von ca. 50 kg im ersten Jahr. Es kann mehr, aber auch weniger sein. Jedenfalls fällt es schwer zu glauben, dass diese Angaben repräsentativ für die Mehrzahl der Anwenderinnen und Anwender sein können.

Zum Thema Stoffwechselaktivierung kursieren viele Mythen, und auch ein paar wirkliche Weisheiten. Es geht nämlich tatsächlich: Der Stoffwechsel kann aktiviert werden. Die einfachste Methode wenden Sie selbst jeden Tag an! Nämlich: essen! Das ist sinnvoll, denn der Körper hat einiges zu tun, um frisch aufgenommene Nahrung aufzuschließen, zu verwerten und zu speichern.

Aber beschäftigen wir uns kurz mit dem Stoffwechsel an sich. Die wichtigsten Energiequellen sind für uns Kohlenhydrate, Fette und Proteine (Eiweiß), in ihrer Gesamtheit als Makronährstoffe bezeichnet. Um Proteine aufzuschließen, benötigt der menschliche Körper ca. ¼ der Energie, die in den Proteinen gespeichert ist. Das meiste aufgenommene Protein wird dazu verwendet, um es zu zerlegen und die Bausteine, die Aminosäuren, wieder für den Aufbau körpereigener Proteine zu verwenden. Nur ca. 10 % des aufgenommenen Eiweißes wird für die Energieproduktion verwendet. Übrigens müssen die meisten Kohlenhydrate ebenfalls erst aufgeschlossen werden (vergleiche die entsprechenden Kapitel). Daher verwerten wir die Energie, die in Proteinen oder Kohlenhydraten steckt, nur zum Teil.

Die erste Maßnahme, die für eine „Stoffwechselaktivierung" vorgeschlagen wird, ist daher eine drastische Erhöhung des Proteinanteils in der Ernährung. Der Grundgedanke dabei ist, dass Proteine lange satt halten und der größte Anteil der Proteine nicht für die Energieproduktion verwendet wird. Also: Genug Protein macht schlank. Das stimmt durchaus. Man nimmt weniger verwertbare Kalorien auf. Wenn man sich vorher zucker- und fettreich ernährt hat, kann der Abnehmeffekt schon groß sein! Diäten mit hohem Proteinanteil fordern meist eine stark reduzierte Kohlenhydratzufuhr. Man spricht von „Low-Carb-High-Protein"-Diäten. Die Grundidee dabei ist, dass der Insulinspiegel niedrig bleibt und damit automatisch Fett abgebaut wird.

Dem stimmen aber nicht alle zu. Der Abnehmeffekt könnte auch daher kommen, dass zuckerhaltige und andere kalorienreiche Lebensmittel weggelassen und damit Kalorien eingespart werden. Ein Problem dabei aber ist, dass im Zuge einer solchen Ernährung auch auf Obst und Gemüse großteils verzichtet wird. Neben Vitaminen, Mineralien und sekundären Pflanzenstoffen werden vor allem zu wenige Ballaststoffe und Fette aufgenommen. Oder es wird viel zu viel Fett aufgenommen, was zu erhöhten Blutfettwerten führen kann. Diese zu geringe Aufnahme von Ballaststoffen wiederum wirkt sich negativ auf die Darmflora aus (den Link zum Bonuskapitel über die Darmflora finden Sie auf Seite 58 des Buches). Es gibt aber natürlich die Möglichkeit, sich entsprechend zu versorgen und diese Defizite auszugleichen.

Also, die Low-Carb-High-Protein-Diät hilft beim Abnehmen. Dies möglicherweise vor allem durch die deutlich reduzierte Kalorienaufnahme. Ein zu niedriger Aminosäurenspiegel im Blut kann zu Hungergefühlen führen. Es ist also anzunehmen, dass nicht nur die längere Verweildauer von Protein im Magen zu mehr Sättigung führt, sondern auch ein höherer Spiegel von Aminosäuren im Blut.

Aber eine Aktivierung des Stoffwechsels für eine schnelle Gewichtsabnahme ist nicht erkennbar. Dasselbe gilt übrigens auch für Paleo, vegan, intermittierendes Fasten, high carb, Trennkost und wie sie alle heißen. Im Endeffekt kommt es darauf an, ein Kaloriendefizit zu erhalten.

Friere dich schlank

Ein anderer Vorschlag ist der Einsatz von Kälte. Während die Zellen die Nährstoffe verwenden, um sie in den zellulären Kraftstoff, das ATP, umzuwandeln, produzieren sie Wärme. Wenn der Körper abkühlt, produziert der Körper aktiv Wärme. Fast jedes Kind verbringt gerne Zeit im Wasser. Auch wenn unsere Seen im Sommer zum Teil recht angenehme Temperaturen erreichen, wenn man sich lange im Badewasser aufhält, kühlt der Körper aus. Wir alle kennen den Anblick bibbernder Kinder nach einem ausgedehnten Aufenthalt im Wasser. Jetzt lässt die Steuerzentrale im Gehirn gezielt die Muskeln arbeiten, um Wärme zu produzieren und damit den Körper wieder aufzuwärmen. Daher kommt das Zittern. Und dabei wird Energie verbraucht. Dieser Ansatz erscheint nicht sehr praktisch und ist auch mit gewissen gesundheitlichen Gefahren wie Infektionen verbunden.

Schwitze dich schlank

Aber derselbe Mechanismus wird in einer anderen Situation sehr erfolgreich zum Einsatz gebracht: bei Fieber! Wenn eine Infektion erkannt ist, die nicht so einfach zu beseitigen ist, erhöht der Körper die Temperatur, um den Bakterien das Leben sprichwörtlich zur Hölle zu machen. Die Bakterien werden geröstet, Proteine verändern ihre Struktur und verlieren ihre Funktion, die Bakterienzellen sterben ab, Viren können sich nicht mehr vermehren. Diese Wärme wird im Muskel erzeugt. Und tatsächlich: Kranke Menschen nehmen auch ab! Sie haben allerdings keinen Appetit, der wird nämlich herunterreguliert. Aber sie verbrennen mehr Energie. Wie viele kcal pro Tag mit Fieber mehr verbraucht werden, hängt vom Fieber ab. Die Messungen ergaben einen Wert von ca. 10 % mehr Kalorienverbrauch pro einem Grad Celsius Erhöhung der Körpertemperatur. Rechnen wir auch das kurz durch. Mit „wir" meinen wir wieder uns und nicht Sie! Jetzt klingen wir wie Robert Heinrich I., Kaiser von Österreich von Gottes Gnaden, gespielt von Robert Palfrader. Sollten Sie *Wir sind Kaiser* nicht kennen, gönnen Sie sich eine kleine Auszeit und schauen Sie die eine oder andere Folge. Humor ist wichtig, besonders, wenn man damit Mathematik vertreiben kann. Aber wir halten unser Versprechen und rechnen selber: Ein Mann, der im Grundumsatz 2.500 kcal am Tag verbrennt, braucht bei einer Temperaturerhöhung von 1 °C also ca. 250 kcal mehr am Tag. Bei einer Frau, die 1.800 kcal am Tag im Grundumsatz verbraucht, kommen 180 kcal dazu. Ja, es hat uns auch überrascht, dass das so wenig ist! Wenn wir wieder die 7.000 kcal pro kg Fettgewebe voraussetzen, dann ergibt sich eine Gewichtabnahme von 1 kg in 28 Tagen! Bei 2 °C Fieber sind es nur noch 14 Tage (oder 2 kg im Monat), bei 3 °C wird es spannend, denn dann purzelt 1 kg in nur 4,6 Tagen! Damit kann man arbeiten. Wenn man vor lauter Schwitzen und Müdigkeit noch Lust und Kraft dazu hat!

Um auf unser Beispiel der Dame zurückzukommen, die 46 kg in 180 Tagen abgenommen hat. Nehmen wir einen Grundumsatz von 1.800 kcal an und damit ca. 180 kcal täglich pro zusätzlichem Grad Celsius Körpertemperatur. Bei 2.516 zusätzlich verbrauchten kcal täglich dürfte ihre Körpertemperatur um ca. 2.516 : 180 = 13,97 also ca. um 14 °C gestiegen sein! Das ist nicht mehr nur unangenehm, bei 42 °C Körpertemperatur ist Schluss mit lustig und der Körper wird überlastet. Sie verstehen nun sicherlich unsere Zweifel!

Achten Sie darauf, dass bei „Stoffwechselboostern" nie angegeben wird, wie der Stoffwechsel genau angeregt werden soll, was da genau vor sich geht und wie viel Energie pro Tag umgesetzt wird! Und dass die Körpertemperatur steigen muss, wenn der Stoffwechsel anspringt, wird komplett ignoriert.

Wenn man also die muskuläre Thermogenese dazu nutzen möchte, zusätzliche Energie zu verbrennen, dann wird man wohl in einem niedrigen Bereich bleiben müssen. Und dann geht es nun einmal langsam. Immerhin, als Langzeitkonzept ist das gar nicht schlecht oder auch als zusätzliche Maßnahme nicht zu verachten!

Und es gibt noch eine weitere Idee: braunes und beiges Fett. Da Sie ja gerade in Youtube waren, um dem Kaiser bei der Arbeit zuzusehen, und mit herzhaftem Lachen Sauerstoff erst in Ihre Lungen und dann in Ihr Gehirn gepumpt haben, sind Sie ja wieder voll konzentriert und aufnahmefähig. Dem Kaiser sei es gedankt! Also können wir uns wieder ein wenig mit der Biologie des Körpers beschäftigen. Und dafür brauchen wir schon wieder ein wenig Mathematik. Wir machen es uns aber leicht und nützen die frisch gestärkten Lungen. Haben Sie einen aufblasbaren Ballon zur Hand? Schlimmstenfalls geht es auch mit einer Luftmatratze oder einem Gummiboot, aber das dauert dann viel länger. Ideal wäre ein Ballon. Wir können uns das Beispiel aber auch rein im Geiste vorstellen. Wenn keine Luft im Ballon ist und Sie das erste Mal Luft in den Ballon pusten, dann spüren Sie den Widerstand vom Gummi, das sich dehnt, und Sie stellen fest, dass der Ballon sehr rasch an Größe gewinnt. Sein Volumen hat zugenommen. Sie pusten weiter und weiter. Mit jedem Puster wird der Ballon aber nicht mehr deutlich größer, sondern Sie müssen mehrmals pusten, um den Ballon ein wenig zu vergrößern. Weiter vergrößern heißt, dass das Gummi sich dehnt und die Oberfläche zunimmt. Haben Sie das Bild? Oder den Ballon? Dann können Sie die Luft wieder herauslassen, wir haben nun das Bild, das wir brauchen.

Der schlaffe Ballon hatte eine gewisse Oberfläche und minimalstes Volumen.

Je mehr Luft in den Ballon kommt, desto mehr nimmt sein Volumen zu. Aber seine Oberfläche wächst immer langsamer. Daraus folgt, dass das Verhältnis von Oberfläche zu Volumen immer mehr zugunsten eines größeren Volumens und zu Lasten einer langsamer wachsenden Oberfläche ausfällt. Je kleiner der Ballon ist, desto größer ist seine Oberfläche im Verhältnis zum Volumen. Wird der Ballon größer, dann wird seine Oberfläche kleiner im Verhältnis zum Volumen.

Die Regulation der Körperwärme erfolgt über die Haut, wenn gekühlt werden muss. Die Größe der Oberfläche der Haut ist also entscheidend dafür, wie gut der Körper gekühlt werden kann. Uns stehen dazu ja leider – oder zum Glück – nicht so große Ohren zur Verfügung wie den Elefanten. Also geht es rein um das Verhältnis zwischen Volumen und Oberfläche.

Aus dieser Erkenntnis können wir uns ein paar wichtige weitere Erkenntnisse ableiten: Je kleiner ein Organismus ist, desto größer ist seine Oberfläche im Verhältnis zum Volumen. Er strahlt mehr Energie ab und kühlt rascher aus. Das gilt sowohl für Babys und kleine Kinder als auch für kleine Tiere wie z.B. Mäuse. Und daraus folgt, dass sie relativ betrachtet viel Wärme produzieren müssen. Und tatsächlich tun sie das auch! Allerdings nicht über das Muskelzittern, das wäre viel zu unpraktisch. Sie lösen das Problem über ein spezialisiertes Gewebe, von dem man annehmen würde, dass es das nicht geben dürfte: energieverbrauchendes Fettgewebe! Viele Mitochondrien in den Fettzellen geben dem Gewebe eine bräunliche Farbe, daher wird es als braunes Fett bezeichnet. Kleinsäugetiere haben braunes Fettgewebe zwischen den Schulterblättern als gut erkennbares und dichtes Gewebe. Braunes Fettgewebe finden wir auch bei jungen Säugern. Sie verlieren dieses Gewebe aber großteils im Zuge ihres Heranwachsens. Der Grund dafür ist – richtig getippt – das veränderte Verhältnis zwischen Oberfläche und Volumen. Das größere Volumen im Verhältnis zur Oberfläche strahlt weniger Energie ab, die Wärme kann besser gehalten, die Heizung zurückgefahren werden. Bei erwachsenen Menschen finden wir daher braune Fettzellen vor allem im Hals- und Nackenbereich – und auch da nur vereinzelt vor. Und auch in den Fettpölsterchen. Man kann die braunen Fettzellen aktivieren und sie auch dazu bringen, sich zu teilen und somit mehr Energie zu verbrennen, um Wärme zu erzeugen. Es lässt das Herz des Molekularbiologen und der -biologin hüpfen, dass die braunen Fettzellen über einen speziellen Mechanismus verfügen, der die Wärmeproduktion von der ATP-Produktion entkoppelt (daher werden diese Proteine als Entkoppelungsproteine oder Uncoupling Proteins bezeichnet). Zu den Faktoren, die auf die braunen Fettzellen wirken, gehört Kälte! Daher ist das Kältebaden so beliebt geworden. Nicht nur der mentalen Übung und der Überwindung wegen, in das eiskalte Wasser zu steigen. Sondern auch, um die Fettverbrennung anzuregen. Großartig!

Wenn da nicht die lästige Molekularbiologin bzw. der lästige Molekularbiologe wäre, die bzw. der wieder mit ihren/seinen Überlegungen und Fragen daherkommt. Wir haben uns oben schon überlegt, wie viel Energie benötigt wird, um den Körper 24 Stunden lang um ein Grad mehr aufzuheizen. Nach einer Kältebehandlung heizt der Körper aber nicht 24 Stunden, sondern viel kürzer. Wir brauchen jetzt keine komplizierte Rechnung, Sie wissen schon, worauf wir hinauswollen: Eine rasche Gewichtsabnahme ist nicht zu erwarten! Es gibt klare Hinweise, dass das Eisbaden für Menschen mit einem gesunden Herzkreislaufsystem gesundheitliche Vorteile bringt. Aber halt keinen Turbostoffwechsel. Der gerne kolportierte Effekt auf das Gewicht dürfte wohl eher aus der mentalen Übung und der Überwindung kommen. Wer sich so einer Prozedur aussetzt, der trainiert seine Impulskontrolle, seine Überwindung, seine mentale Stärke und damit sein Durchhaltevermögen.

Aus aktuellem Anlass möchten wir auch noch auf eine kolportierte Gewichtsabnahme in kühleren Räumen eingehen. Nach dem Motto: Friere dich schlank – Putin sei Dank. Weil wir nicht heizen, um Energie zu sparen. Physikalisch betrachtet müsste es so sein, dass der Körper bei niedrigeren Temperaturen mehr heizen muss und damit mehr Energie verbraucht. Da wir die Temperatur nicht nur kurzfristig senken sollen, sondern dauerhaft, müsste dieser Effekt doch auch dauerhaft sein. Nur ist es so, dass der Körper ein unglaublich guter Sparmeister ist und seine Speicher nicht gerne auflöst. Vielleicht haben Sie davon schon einmal gehört. Untersuchungen haben ergeben, dass bei dauerhaft gefühlter Kälte das Hungergefühl aktiviert und die Nahrungszufuhr erhöht wird. Sprich, wer im Kalten sitzt, bekommt Hunger und futtert Heizmaterial, damit die Heizung weiterlaufen kann, ohne die Reserven angreifen zu müssen. Entgegen der kurzfristigen Kältebehandlung mag das Immunsystem dauerhafte Kälte nicht. Es steigt die Gefahr für Infektionen. Nun gut, dann verbraucht der Körper wieder mehr Energie, wenn er Fieber erzeugt. Aber auch das klingt nicht nach einer guten Lösung.

Abgesehen davon hat Wärme viel eher diesen erhofften Effekt! Wir spüren es in unseren Breiten jeden Herbst und jeden Frühling selber immer wieder. Im Herbst steigt die Lust auf Deftiges, im Frühjahr erwächst die Lust an leichter Kost. Die Idealtemperatur liegt im Bereich zwischen 21 °C und 23 °C.

Bevor wir zum nächsten Punkt schreiten, möchten wir aber endlich auf die Frage eingehen, die Ihnen schon seit vielen Absätzen unter der Leselampe juckt: Wie ist das jetzt mit den Dünnen und den Dicken? Und ja, Sie haben das völlig richtig verstanden. Dünne Menschen haben ein kleineres Volumen im Verhältnis zur Oberfläche als Übergewichtige. Sie geben mehr Wärme ab als die Dicken und müssen daher dauerhaft mehr heizen. Daher haben sie einen aktiven Stoffwechsel und verbrennen viel Energie. Wenn Sie also Ihren Stoffwechsel aktivieren wollen, dann gibt es einen guten Tipp: Nehmen Sie ab!

Dieser Abschnitt hat eine unerwartete Wendung genommen. Beziehungsweise: fast hätte er das. Denn diese Überlegung hat sich als falsch erwiesen. Wir führen Sie nur ungerne hinter das Licht (obwohl wir uns gerne herzhaft in Fäustchen lachen). Diese Überlegung gab es tatsächlich lange und sie schien sich auch bestätigt zu haben: Kleine Tiere haben mehr braunes Fett und haben einen schnelleren Stoffwechsel. Dasselbe gilt auch für Säuglinge, Kinder und Erwachsene. Wir verlieren im Laufe des Lebens fast das gesamte braune Fettgewebe, das bei Säuglingen noch vorhanden ist. Herman Pontzer, Doktorand des bekannten Stoffwechselforschers Daniel Lieberman, hat bei vielen Säugetieren, Primaten und verschiedenen menschlichen Gemeinschaften den Stoffwechsel gemessen. Die Erkenntnisse sind humorvoll, aber auch mit viel Information gespickt, im Buch *Burn – the misunderstood science of metabolism* präsentiert. Er wertete die Daten von seinem Team und die Daten vieler anderer Studien aus, die mit amerikanischen Couch Potatoes, die sich kaum bewegen, den Hadza in Tansania, die täglich ca. 16 km schnell gehen, und anderen Sesshaften und Naturvölkern durchgeführt wurden. Und das Ergebnis: Sie verbrauchen alle ziemlich gleich viel Energie täglich! Mit der Ausnahme, dass schwerere Menschen täglich mehr Energie verbrauchen als schlanke. Dies unterstreicht, dass Sport zwar nicht viel zum Abnehmen beiträgt, dafür aber viel zur persönlichen Gesundheit. Es gibt natürlich Unterschiede zwischen den Personen. Manche verbrauchen täglich ein wenig mehr Energie, andere etwas weniger. Die Unterschiede bewegen sich bei wenigen 100 kcal täglich. Für Pontzer besteht der sinnvollste Weg zur Gewichtsabnahme darin, das Hungergefühl in den Griff zu bekommen. An dieser Stelle treffen wir uns wieder! Er schlägt vor, möglichst natürliche Lebensmittel zu sich zu nehmen und es mit der Abwechslung nicht zu übertreiben. Denn auch das wurde bereits in Studien gezeigt, dass mehr Abwechslung beim Essen zu mehr Kalorienaufnahme führt. Süßigkeiten spielen in einer eigenen Liga, denn sie bringen Energie, aber machen nicht satt.

Machen wir schnell weiter und besprechen wir, wie das ist mit dem ...

Abnehmen in Sitzen

Klingt das nicht wunderbar? Einfach sitzen und dabei abnehmen? Das ist fast zu schön, um wahr zu sein. Fast.

Zum einen könnte man im Sitzen auf einem Trainingsrad strampeln und dabei z.B. arbeiten. Ich (Bernhard) bin auf der Suche nach einem Hometrainer, der so gebaut ist, dass man gemütlich radeln und gleichzeitig am Computer arbeiten kann. Untersuchungen zeigen zum einen, dass aktive Bewegung die Konzentration und das Erinnerungsvermögen steigert. Zum anderen könnten Menschen, die fast nur am Schreibtisch arbeiten, wenigstens etwas Aktivität in den Tag bringen. Man denke z.B. an junge Eltern, die Vermögen aufbauen wollen und schon Kinder haben und damit abends keine Zeit für weitere Aktivitäten. Wobei die Beschäftigung mit Kindern durchaus sehr befriedigend und körperlich fordernd sein kann. Es gibt viele andere, die es sich nicht erlauben können, zugunsten der Gesundheit auf Arbeitszeit und damit Einkommen zu verzichten. Für viele kommt ein Wechsel in eine andere Branche nicht in Frage. Die Gründe dafür sind vielfältig. Wenn man also vom Schreibtisch nicht weg will oder weg kann, dann wäre doch die Möglichkeit, im Sitzen aktiv zu sein, sehr attraktiv. Kopf und Oberkörper bleiben ruhig, nur die Beine bewegen sich. Wir haben sogar ein Video von einer jungen Dame gesehen, die sich ein Laufband unter den hochgestellten Schreibtisch gestellt hat. Während Videokonferenzen oder einfachen Aufgaben konnte sie am Band gehen und so Bewegung in den Tag bringen. Jeder Schritt zählt für die Gesundheit!

Soleus-Push-Up

Eine andere Methode, die ohne Geräte auskommt, erobert gerade die Youtube-Branche: der „Soleus-Push-Up"! Wir haben dazu ein Video aufgenommen und hochgeladen, um einen Beitrag für die Youtube Academy zu leisten. Im Video wird der muskuläre Hintergrund der Übung erklärt sowie die richtige Durchführung gezeigt. Leider muss man an der Stelle anmerken, dass in fast allen Videos, die wir dazu gesehen haben, die Übung falsch erklärt wird. Der Grund dafür könnte sein, dass zu der Übung auf der Homepage der University of Houston, wo Prof. Marc Hamilton, der Erstautor der Studie, eine Professur bekleidet, nur eine sehr vereinfachte Beschreibung zu finden ist. Wer nur diese Kurzbeschreibung liest, verliert ein wichtiges Detail.

Worum geht es? Im Unterschenkel befindet sich ein Muskel, der selbst kaum Energie speichert. Bei Aktivität holt er sich Fett und Zucker (Glukose) aus dem Blut. Das Problem bei den speichernden Muskeln besteht darin, dass sie ermüden, wenn ihnen sprichwörtlich der Stoff ausgeht. Das kann dem Soleus-Muskel nicht passieren, da er ja selbst nur sehr wenig speichert und lieber die Energiequellen direkt aus dem Blut saugt. Wenn Sie sich auf den Unterschenkel greifen, knapp unter dem Knie, dann ertasten Sie den Gastrocnemius. Das ist der Muskel, der bei Radfahrern stark vergrößert ist. Darunter und unten in Richtung Ferse verläuft der Soleus-Muskel. Mit diesem Muskel arbeiten wir.

 **https://www.willstduschlankseinoder.com/abnehmen-im-sitzen-der-soleus-push-up/**

Setzen Sie sich aufrecht in einen Sessel, Stuhl, auf ein Bankerl oder was gerade zur Verfügung steht. Ein Sofa eignet sich aus verschiedenen Gründen nicht. Die Sitze in Zügen und Flugzeugen sind hingegen bestens geeignet, um diese Übung auszuführen.

Stellen Sie nun den Fuß ein wenig nach hinten. Der Punkt, an dem der Fuß „abknickt", soll genau unter dem Knie liegen. Und nun drücken Sie das Knie hoch. Je höher, desto besser. Nun lassen Sie den Fuß fallen, so dass er in die Ruheposition zurückkehrt. Wir erinnern uns, die Ferse bleibt in der Luft und berührt nicht den Boden. Und nun wieder nach oben, fallen lassen, nach oben, fallen lassen, und so weiter und so fort. Das machen Sie bitte gleichzeitig mit beiden Beinen, um den größten Effekt zu erzielen.

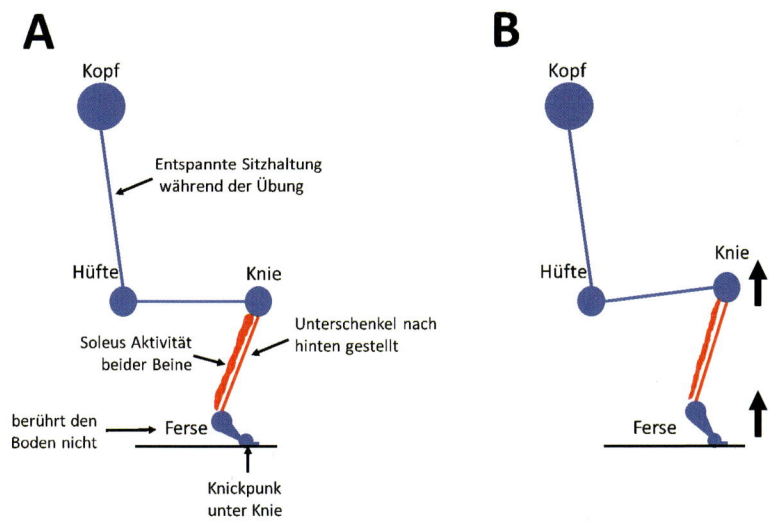

Die korrekte Haltung und die korrekte Ausführung des Soleus-Push-Up

Es ist wichtig, dass die Fußsohle nicht plan auf dem Boden aufliegt, sondern das Knie ein wenig abgebogen ist und bleibt. Denn sonst muss der Gastrocnemius mitarbeiten und der speichert Energie und – ermüdet.

Der Soleus hingegen kann seine Tätigkeit stundenlang ausführen. Und das ist auch der Nachteil – man muss diese Übung stundenlang ausführen. Nach zwei Stunden und zehn Minuten wurde in der Studie von Hamilton et. al im Jahr 2022 ein Energieverbrauch von ca. 200 kcal gemessen. Nach vier Stunden und 30 Minuten waren es schon 400 kcal. Wie bei so vielen Wundermaßnahmen enttäuschen die nüchternen Werte dann doch ziemlich. So auch hier ein wenig. Zumindest auf den ersten Blick.

Abgesehen davon, dass die Autoren selbst ein Problem darin sehen, diese Übung so lange auszuführen, kann sie tatsächlich und erprobterweise fast immer im Sitzen durchgeführt werden. Man kann sich so sehr daran gewöhnen, dass sie fast automatisch abläuft. Und, seien wir ehrlich, wer sitzt schon wirklich länger still? Die Beine zappeln gerne und warum nicht eine gesundheitsfördernde Übung daraus machen? Täglich nur 200 kcal weggezappelt ergeben in einer Arbeitswoche immerhin 1.000 kcal! Einfach nur so, nebenbei! Bei 45 Arbeitswochen sind das … – aber rechnen Sie selbst!

Das wirklich Großartige an dieser sehr umfassenden und äußerst penibel durchgeführten Studie ist aber die Erkenntnis, dass durch die korrekt durchgeführte Übung nicht nur der Blutzucker positiv beeinflusst wird, sondern auch Blutfette in einen besseren bis guten Bereich kommen! Dies ist vor allem für Typ-2-Diabetiker interessant und auch für solche, die übergewichtig sind und eine Insulinresistenz haben. Also eine Vorstufe zum Diabetes und einen der besten Vorhersagefaktoren für einen baldigen Ausbruch der Erkrankung. Erhöhter Blutzucker, gepaart mit erhöhtem Blutfett, Bluthochdruck und Übergewicht, wird in der Medizin salopp als das tödliche Quartett bezeichnet. Es hilft schon viel, die Werte mit Medikamenten in den grünen Bereich zu bringen. Da Medikamente aber meist Nebenwirkungen haben, könnte man es doch auch anders probieren. Trotz vieler Berichte kann eine Insulinresistenz nicht verlässlich durch Abnehmen oder mehr Sport geheilt werden. Es hängt aber sehr von der jeweiligen Studie ab, wie gut der Erfolg eingeschätzt wird (zusammengefasst in Hamilton et. al 2023). Wenn das nicht gelingt, bleibt der große Vorteil des gesünderen Lebensstils und der zusätzliche Vorteil des Soleus-Push-Ups, Blutzucker und Blutfette zu senken.

Es soll erwähnt werden, dass Folgestudien die Effekte bestätigen müssen und das notwendige Maß an Übungszeit pro Tag ermittelt werden muss. Es ist z.B.

noch offen, ob man die Übung durchgehend durchführen muss oder Unterbrechungen gemacht werden können, um zufriedenstellende Ergebnisse zu erhalten. Prof. Hamilton, den wir kontaktiert haben, wird in Zukunft Ausbildungen für die korrekte Ausführung anbieten. Wir informieren dazu auf unserer Homepage und im Newsletter.

Wir raten dennoch dazu, diese Möglichkeit bei jeder passenden Gelegenheit zu nützen und den Soleus-Push-Up zumindest eine halbe Stunde low durchzuführen. Knapp 100 kcal und ein positiver Einfluss auf Blutzucker und Blutfette winken!

Medikamente

Das Thema Medikamente zum Abnehmen ist bisher ein unrühmliches. Es gab auf der einen Seite durchaus Erfolge, aber die Nebenwirkungen haben dazu geführt, dass diese Medikamente wieder vom Markt genommen werden mussten.

Inkretine

Aber es gibt Hoffnungsträger ... Was heißt Hoffnungsträger, sie sind mittlerweile zu TikTok-Stars herangewachsen und so beliebt, dass es Lieferengpässe gibt! Also, die neuen Hoffnungsträger wurden zufällig entdeckt. Es handelt sich um Hormone, die vom Darm freigesetzt werden.

Es ist heute schon vielen bekannt, dass in unserem Darm eine Vielzahl an verschiedenen Keimen lebt. Bakterien, Pilze, Viren, manchmal sogar gutartige Würmer besiedeln unseren Darm. Die Gesamtheit der Mikroorganismen wird als Mikrobiom oder Mikrobiota bezeichnet. Wir finden Mikrobiota im Mund, dem Dünndarm, besonders im Dickdarm, auf der Haut, in der Vagina. Bakterien scheinen sogar auch in Krebsgeschwüren eine Rolle zu spielen. Für eine Darstellung der Darmflora siehe das Extrakapitel online (Sie finden den Link dazu auf Seite 58).

Kurz zusammengefasst sei gesagt, dass es ein enges Verhältnis zwischen den Darmkeimen, dem Immunsystem und dem Gehirn gibt. Wobei die Zusammensetzung der Darmmikrobiota vielfältigen Einfluss nimmt. Das Darmmikrobiom beeinflusst das Gehirn, das Immunsystem, den Stoffwechsel, es motiviert uns zum Sport (oder eben auch nicht) und neuesten Erkenntnissen zufolge ist es an der Regulation der Körpertemperatur mit beteiligt. Diese Effekte werden oft von Stoffwechselprodukten der Darmbakterien verursacht. Diese können auf Nerven wirken, die vom Gehirn kommen und in der Darmwand enden, oder sie treten aus dem Darm in das Blut und werden so an ihren Wirkort befördert. Oder sie stimulieren Zellen in der Darmwand, die Hormone freisetzen.

Und schon sind wir am entscheidenden Punkt angekommen: Schon vor vielen Jahren hat man Hormone entdeckt, die unter bestimmten Umständen von Darmzellen freigesetzt werden. Zu den Stimulatoren der Hormonfreisetzung gehören z.B. Abbauprodukte von Ballaststoffen oder Gallensäuren. Dies führt zur Freisetzung von GLP-1 in den Blutstrom aus speziellen Zellen, die sich vor allem im Dickdarm befinden. GLP-1 hat viele Funktionen im Körper. Es unterstützt die Freisetzung von Insulin und reguliert damit den Blutzucker. Unter der Wirkung von GLP-1 wird die Anzahl von Beta-Zellen erhöht. Sie erinnern sich vielleicht an den Biologieunterricht und die Langerhansschen Inseln, auf die wir alle einmal auf Urlaub fahren wollten? Die Langerhansschen Inseln sind funktionelle Bereiche in der Bauchspeicheldrüse (also im Pankreas), in denen unter anderem die Beta-Zellen zu finden sind. Seite an Seite mit den Alpha-Zellen, die den Gegenspieler des Insulins herstellen, das Glukagon. Wird also GLP-1 freigesetzt, dann führt das kurzfristig zu einer erhöhten Insulinfreisetzung und langfristig, wenn der GLP-1-Spiegel im Blut öfter erhöht ist, zu mehr Beta-Zellen. Gut für Übergewichtige mit einer gestörten Blutzuckerkontrolle (zu hoher Zucker oder zu viel Insulin, um den Blutzucker zu kontrollieren, also Insulinresistenz). Der Haupteffekt liegt in der Reduktion der Glukagonfreisetzung. Glukagon führt zu einer Erhöhung der Zuckerfreisetzung und somit zu einem Anstieg des Blutzuckers. Wird die Freisetzung von Glukagon aber reduziert, führt dies zu einem geringeren Blutzuckerspiegel. Noch dazu verlangsamt GLP-1 die Entleerung des Magens und führt so zu einem länger anhaltenden Sättigungsgefühl. Und – das war ja noch nicht alles – es wirkt auf Bereiche im Hypothalamus und im Stammhirn, die Sättigung vermitteln.

Das klingt doch nach einer idealen Substanz, um den Typ-2-Diabetes zu therapieren! Das haben sich vor uns natürlich schon andere gedacht und haben in dem großen GLP-1-Hormon den Bereich gefunden, der für seine blutzuckersenkende Wirkung verantwortlich ist. Diese Sequenz an Aminosäuren wird nun künstlich hergestellt und als Diabetesmedikament erfolgreich eingesetzt. Man spricht in dem Fall von einem Analogon, da es sich vom Original unterscheidet, aber dessen Wirkung analog abbildet. Hier haben wir also ein GLP-1-Analogon.

Und jetzt kommt das Beste! Während der Studien für die Zulassung eines dieser Medikamente haben einige Studienteilnehmer/-teilnehmerinnen abgenommen, ohne den Lebensstil verändert zu haben! Wir sprechen hier nicht von 1 oder 2 kg!

Das ist natürlich aufgefallen, und das Medikament wurde in eigens dafür konzipierten Studien gegen ein Placebo daraufhin getestet, ob und wie gut es zu einer Gewichtsabnahme führt. In der Placebo-Gruppe konnten die Teilnehmer/Teilnehmerinnen ihr Gewicht um ca. 2 % reduzieren. Schon alleine das Bewusstsein, an einer Studie teilzunehmen, verändert also etwas! In der Verum-Gruppe, die den Wirkstoff erhalten hatte, lag die Gewichtsabnahme hingegen bei ca. 15 %!

Es handelt sich dabei um Semaglutid, das derzeit unter dem Namen Ozempic verkauft wird. Es wird einmal pro Woche selbst unter die Haut injiziert. Glutide werden als Pen ausgeliefert. Sprich, die Kartusche mit dem Medikament ist in einer Plastikhülle, die wie ein überdimensionierter Kugelschreiber aussieht. Man schraubt nur eine 5 mm lange Nadel auf, zieht den Pen auf, setzt die Nadel und drückt auf den Knopf. 10 Sekunden später ist alles vorbei. Den Nadelstich merkt man meistens kaum.

Unangenehme Nebenwirkungen sind vor allem leichte, vorübergehende Schmerzen an der Injektionsstelle und Übelkeit. Die meisten Anwenderinnen und Anwender spüren nach wenigen Wochen keine Übelkeit mehr. Sollte sie allerdings dauerhaft bestehen bleiben, sollte das Medikament abgesetzt werden. Seltener treten Verstopfung oder Durchfall auf.

Die Hauptwirkung, für die Glutide außerhalb der Diabetesszene bekannt sind, ist die Verringerung des Hungergefühls. So lassen sich kleinere Portionen, weniger deftige oder süße Mahlzeiten sowie mehr Gemüse und Obst leicht vertragen und ertragen. Man muss nicht fürchten, bald wieder hungrig zu sein. Glutide könnten damit auch Einzug in die Verhaltenstherapie bei Essstörungen halten. Und wenn man es weniger krass ausdrücken will, könnte man sagen, es hilft, den Gluschterer im Zaum zu halten.

Allerdings tritt diese Wirkung nicht bei allen ein. Ca. 30 % der getesteten Anwenderinnen und Anwender freuten sich über starke Wirkungen. Man muss also austesten, ob man zu den Glücklichen gehört. Wenn nicht, dann ist es immerhin eine gute Hilfe bei der Umstellung der Ernährungsgewohnheiten.

Durch die große Nachfrage nach Semaglutid kommt es bereits zu Engpässen in der Versorgung. Dann sollte man im Hinterkopf behalten, dass Typ-2-Diabetiker das Medikament sicherlich dringender benötigen!

Neben dem Semaglutid gibt es auch das Liraglutid, das unter dem Markennamen Victoza oder Saxenda vertrieben wird. Da es schneller im Körper abgebaut wird, muss es täglich gespritzt werden. Wirkungs- und Nebenwirkungsprofil entsprechen dem Semaglutid. Des Weiteren ist auch ein Dulaglutid verfügbar, das unter dem Markennamen Trulicity als Antidiabetikum Erfolge feiert und auch als Abnehmmittel vermarktet werden wird. Weitere werden folgen.

Es scheint so zu sein, dass die Mühsal der häufigeren Injektionen mit einem größeren Erfolg belohnt wird. In der STEP-8-Studie war die Gewichtsabnahme unter Liraglutid etwas mehr als doppelt so groß (-15,8 %) als unter Semaglutid (-6,4 %). Das wird jetzt schon kompliziert, dabei ist das erst der Anfang der Analysen! Im Endeffekt aber zeigt immer die Praxis, was sich bewährt – und was nicht. Es haben nämlich z.B. deutlich mehr Personen die Therapie mit dem täglich injizierten Medikament abgebrochen als Personen mit dem wöchentlich injizierten Medikament.

Unser Ziel ist es nicht, Sie zu ausgewachsenen Medizinerinnen bzw. Medizinern auszubilden, sondern einen Überblick zu geben. Derzeit sind diese Medikamente ohnehin verschreibungspflichtig und das sollen sie auch bleiben! Der zweite Punkt, auf den wir nämlich verweisen wollen, ist, dass es nicht einfach ist, den Überblick über die Wirkstoffe und die Studiendaten zu bewahren. Um aber verantwortungsvoll mit den Medikamenten umgehen zu können, braucht man entsprechende Kenntnisse. Also geben Sie Ihrer spezialisierten Ärztin bzw. Ihrem spezialisierten Arzt eine Chance für eine umfassende Beratung!

Tirzepatid

Und weil es so schön ist, präsentieren wir noch ein Medikament, das zwar zugelassen, in Österreich zum Zeitpunkt des Erscheinens dieser zweiten Auflage aber noch nicht am Markt erhältlich ist. Dazu müssen wir ein wenig ausholen.

Neben dem GLP-1 gibt es ein zweites Hormon, das die Freisetzung von Insulin aus dem Pankreas fördert! Es nennt sich GIP und wird vor allem am anderen Ende des Darmes freigesetzt als GLP-1, nämlich vor allem am oberen Ende des Dünndarmes in Nachbarschaft zum Magen. GLP-1 und GIP werden als Inkretine bezeichnet, gemäß ihrer Funktion als Verstärker der Insulinfreisetzung. In einem Punkt unterscheiden sich die beiden Hormone aber gänzlich: GIP fördert die Fettablagerung im Fettgewebe, GLP-1 tut das nicht! Anders gesagt: Trinkt man ein zuckerhaltiges Getränk, dann steigt wenige Minuten später der Blutzuckerspiegel. Da die GIP-freisetzenden Zellen am oberen Ende des Dünndarms besonders häufig vorkommen, steigt auch der GIP-Spiegel im Blut sehr rasch an. Insulin hat bereits die Wirkung, die Fetteinlagerung zu fördern. Nun kommt auch noch GIP dazu und verstärkt diesen Effekt!

Und jetzt kommt das Erstaunliche: Kombiniert man spaßeshalber GLP-1 und GIP, verabreicht sie also gleichzeitig, dann ist der Effekt auf den Gewichtsverlust deutlich stärker als mit einem GLP-1-Analogon alleine (Semaglutid oder Liraglutid, siehe oben)! Die große Frage, die nun die Forschenden beschäftigt, ist der Mechanismus, der zu diesem starken Effekt führt. Uns soll das egal sein, wir interessieren uns für den erwünschten Effekt und mögliche unerwünschte Effekte.

Tirzepatid ist ein Molekül, das Anteile von GLP-1 und GIP aufweist. Dessen Wirkung hat alle Erwartungen übertroffen und es ist damit zu rechnen, dass es einerseits zuerst den Menschen mit Typ-2-Diabetes zur Verfügung gestellt wird und es auf Dauer noch stärker in der freien Szene zur Körperoptimierung gehypt wird. Hinderlich dafür könnte allerdings der Preis sein, der wahrscheinlich ein Vielfaches von den Glutiden betragen dürfte. Das müssen wir zum aktuellen Zeitpunkt einfach abwarten.

Für die Zukunft haben die Firmen noch einiges im wissenschaftlichen Köcher! Ein weiteres interessantes Hormon für die Therapie des unbändigbaren Hungergefühls ist das Hormon Ghrelin. Es wird vom Magen freigesetzt. Nach einer Mahlzeit setzt der Magen kein Ghrelin frei, aber je weniger Inhalt der Magen aufweist, desto mehr Ghrelin setzt er frei. Und Ghrelin vermittelt Hunger bis Heißhunger. Erste Versuche, das Ghrelin zu neutralisieren, sind vielversprechend verlaufen. Bis zur Anwendung am Menschen ist es aber noch ein längerer Weg.

Anders liegen die Dinge bei einer neuen Form der Glutiden: Erste Versuche mit einer Form, die nicht gespritzt werden muss, sondern als Tablette eingenommen werden kann, haben gute Ergebnisse gezeigt. Die Tabletten weisen eine sehr ähnliche Wirkung auf wie die Spritzen, sind aber in der Anwendung wesentlich komfortabler. Zudem reduziert sich die Abhängigkeit von Drittherstellern für Spritzen und Pens, wo es bereits zu Engpässen gekommen war.

Kürzlich wurde ein Darmkeim entdeckt, der GLP-1 (Glucagon-like Peptide-1) abbaut. Erhöhte GLP-1 Spiegel sind aber wünschenswert, da GLP-1 die Magenentleerung verzögert, das Hungergefühl reduziert und auch bei DiabetikerInnen eine wichtige Rolle spielt. Therapeutische Ansätze könnten also zum Ziel haben, die Aktivitäten dieses Darmkeims quasi „einzubremsen" oder den Keim zu eliminieren.

Eine krankhaft veränderte Darmflora (Dysbiose) kann zudem dazu führen, dass zwar GLP-1 produziert wird, aber im Körper kaum Effekte ausübt. Man spricht dann von einer GLP-1-Resistenz. Es ist noch unklar, welche Therapie man gegen eine Dysbiose einsetzen kann. Ballaststoffe in größerer Menge und Diversität bei den zugeführten Nahrungsmitteln können keinesfalls schaden. Mit viel Gemüse, Obst und Ballaststoffen oder der Zufuhr von hochwertiger Nahrungsergänzung mit Ballaststoffen kann man bereits einiges zur Normalisierung der Darmflora beitragen. Eine pharmakologisch wirksame Menge an GLP-1 wird man damit aber kaum zustande bringen. Hier ist noch ein weites Forschungs- und Therapiefeld offen!

Zu den fortschrittlichsten Ansätzen gehört der kontrollierte Einsatz eines Wirkstoffes nur im Zielorgan. Das Schilddrüsenhormon zum Beispiel erhöht den Stoffwechsel, gleichzeitig aber auch den Herzschlag. Man muss sich also vor einer Überdosierung in Acht nehmen. Eine spezielle Verpackung des Schilddrüsenhormons, das seinen Wirkstoff nur in der Leber freisetzt, hat bei übergewichtigen Mäusen dazu geführt, dass sie sogar während einer Hochfetternährung abgenommen und Normalgewicht erreicht haben! Sogar die Cholesterinwerte konnten so normalisiert werden.

Jenseits der Lifestyle- und Gesundheitsaspekte spielen diese Ansätze in Zukunft auch eine große Rolle, um erkrankten Menschen zu einem guten Körpergewicht zu verhelfen.

Wir dürfen uns also auf großartige Entwicklungen freuen!

Chirurgische Eingriffe

Als letzte Option, um ein gesundes Gewicht zu erreichen und Stoffwechselerkrankungen zu vermeiden oder zu verbessern, bleibt für viele eine Operation (OP). Es gibt verschiedene Möglichkeiten, um die aufgenommene Nahrungsmenge über einen chirurgischen Eingriff zu reduzieren. Man mag einwenden, dass man damit quasi zugibt, es anders nicht geschafft zu haben, zu schwach oder zu inkonsequent ist und leichtfertig an sich herumschnippseln lässt. Aber abgesehen von den Einschränkungen, die die Krankenkassen auferlegen, wenn sie eine Operation bezahlen sollen, überlegt es sich jeder gut, sich operieren zu lassen. Auch wenn die OP von einer hochqualifizierten Person durchgeführt wird und schon tausende Male komplikationslos durchgeführt wurde.

Trotzdem ist für fast alle eine OP die letzte Option. So berichtet auch Primar Karl Miller, der in der Nähe von Salzburg diesbezüglich Pionierarbeit geleistet hatte. Ich (Bernhard) durfte im Rahmen eines wissenschaftlichen Projektes bei OPs dabei sein und Proben mitnehmen (dies wurde zuvor von der Ethikkommission genehmigt). Miller lebt und arbeitet mittlerweile in Dubai, von wo aus er OP-Teams im gesamten Nahen Osten trainiert. Nach seiner Erfahrung haben die meisten der Patientinnen und Patienten, die sich für eine OP entscheiden, bereits absolut alles versucht, um ihr Gewicht dauerhaft zu reduzieren. Etwa mehrfache Abnehmprogramme, oft in Begleitung von Ärztinnen/Ärzten, Psychologinnen/Psychologen und Ernährungsberaterinnen (es gibt tatsächlich fast nur Frauen in diesem Beruf). Erst wenn die Patientinnen und Patienten das Gefühl haben, dass es gar nicht anders geht, entscheiden sie sich für eine OP. Und dann ist gute Beratung wichtig, um die richtige Methode zu wählen.

Wir wollen im Folgenden nur die wichtigsten OP-Möglichkeiten vorstellen.

Magenband

Magenbänder werden kaum noch gesetzt, es gab damit immer wieder Schwierigkeiten.

Ballon

Eine relativ einfache Methode ist das Einbringen eines Ballons, der mit Wasser oder Luft gefüllt wird und damit das Magenvolumen verkleinert. Dies erfolgt im Zuge einer Magenspiegelung. Der Ballon wird nach sechs Monaten wieder entfernt, um ein Einreißen der Ballonwand in Folge des Angriffs der Magensäure zu vermeiden. Bei der Entfernung wiederum wird im Zuge einer Magenspiegelung der Ballon kontrolliert angestochen und die leere Haut entfernt. Es gibt aber auch schon Ansätze, den Ballon aus einem verdaulichen Material herzustellen, um ihn auf natürlichem Wege aus dem Körper gleiten zu lassen. Ein Nachteil der Ballonmethode besteht darin, dass eine intensive Nachsorge mit Ernährungsberatung und Bewegungsprogramm notwendig ist. Nach der Entfernung des Ballons droht eine rasche Gewichtszunahme. Ein neuer Ballon kann nicht sofort wieder eingeführt werden.

Sleeve

Magenverkleinerungen, oder auch Gastro-Sleeve- („Ärmel") oder Schlauchmagen-OPs, sind eine beliebte Methode. Dabei öffnet die Chirurgin bzw. der Chirurg den Bauchraum der Patientin bzw. des Patienten unter Narkose an mehreren Stellen minimal, um eine Kamera und die erforderlichen Geräte einzuführen. Während der OP wird der Bauch mit Kohlendioxidgas aufgebläht. Der Magen wird der Länge nach so abgenäht, dass sein Volumen um ca. 70 % verkleinert wird. Der abgenähte Magen wird durch ein Schlüsselloch herausgezogen und entfernt. Durch den verkleinerten Magen kommt es rascher zu einer Sättigung und der Magen kann nicht übermäßig viel Nahrung aufnehmen. Der Effekt ist dauerhaft.

Endo-Sleeve

Bei dieser relativ neuen Methode wird der Magen von innen vernäht und somit das Magenvolumen um ca. 70 % reduziert. Der Magen entspricht ca. dem Magen, wie er bei der Gastro-Sleeve-Methode geformt wird. Der restliche Magen bleibt allerdings bei der Endo-Sleeve-Methode erhalten und wird nicht entfernt. Der große Vorteil dieser Methode ist, dass das Gerät in Narkose durch die Speiseröhre in den Magen eingeführt und nach der Arbeit wieder herausgezogen wird. Es ist keine Verletzung des Körpers nötig. Nicht einmal minimal, wie es bei Schlüsselloch-OPs (z.B. Gastro-Sleeve-Methode) notwendig ist. Die OP wird im Normalfall gut vertragen und es kann eine Gewichtsabnahme von ca. 20 % erwartet werden. Auch hier ist der Effekt dauerhaft.

Magen-Bypass

Der Eingriff mit dem größten Effekt ist aber die Magen-Bypass-Operation (Roux-en-Y). Dabei wird in einer Schlüsselloch-OP der Magen ca. beim oberen Drittel durchtrennt und mit der zweiten Schlinge des Dünndarmes vernäht. Der Dünndarm wird damit um ca. 40 bis 50 cm verkürzt. Diese OP ist relativ aufwän-

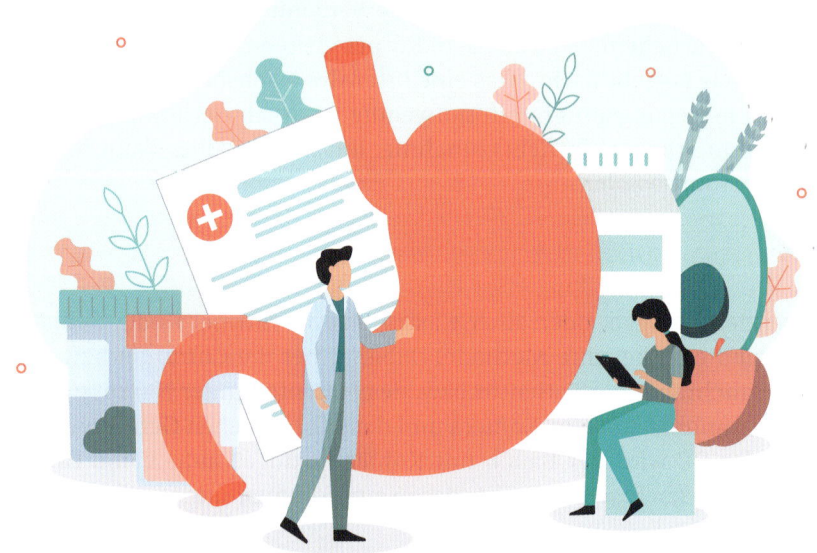

dig und es braucht ein erfahrenes Team, um die besten Ergebnisse zu erzielen. Beim Magen-Bypass wird nicht nur der Magen verkleinert, sondern auch der oberste Bereich des Dünndarmes umgangen (Bypass). Im obersten Bereich des Dünndarmes erfolgt die schnellste und effizienteste Aufnahme von Nährstoffen. Durch die Umgehung dieses Bereiches kommt es rasant zu einer massiven Gewichtsreduktion. Aber nicht nur das! Die Blutzuckerkontrolle verbessert sich ebenfalls massiv. Oft kann ein bestehender Typ-2-Diabetes damit geheilt werden. Ebenso positiv wirkt sich die OP gegen eine Insulinresistenz aus. Ein drohender Typ-2-Diabetes kann damit verhindert werden. Dies spart nicht nur den Gesundheitskassen (in Deutschland noch Krankenkassen) viel Geld, es ist auch eine wesentliche Verbesserung der Lebensqualität einer betroffenen Person, erkrankungsfrei zu sein und das Risiko massiv reduziert zu haben.

Für alle OPs gilt aber, dass es keine 100-%-Erfolgsgarantie gibt. Auch wenn sie schon sehr ausgereift sind und viel Erfahrung gesammelt werden konnte. Wenn es z.B. jemandem nicht gelingt, nach einer Magenverkleinerung dauerhaft weniger zu essen, kann sich der Magen wieder rückbilden, also wieder vergrößern. Es könnte danach ein Magenbypass versucht werden. Auch beim Magenbypass kann es aber sein, dass nach einer anfänglichen Gewichtsreduktion die Patientin bzw. der Patient wieder zunimmt. Bisher fehlen uns die Kenntnisse, warum das so ist und wie man das vermeiden kann.

Was das gestörte Sättigungsgefühl betrifft, haben wir schon Möglichkeiten besprochen, z.B. in Form von Medikamenten, die die Sättigung fördern. Wobei wir hier erst am Anfang einer Entwicklung stehen. Vielleicht werden auch chirurgische Ansätze entwickelt, um dauerhaft das lästige Hungergefühl in den Griff zu bekommen. Denn nur sehr wenige schaffen es, gegen ein dauerhaftes Hungerfühl nur so wenig zu essen, dass man abnimmt oder zumindest nicht zunimmt.

Seit vielen Jahren kann man miterleben, wie Stoffwechselmediziner und -medizinerinnen sowie Chirurginnen und Chirurgen den Beitrag der eigenen Zunft für eine schlanke und gesunde Menschheit bewerten und wie sie miteinander diskutieren. Die „Stoffwechselfraktion" argumentiert, dass man inzwischen schon viele verschiedene Wirkstoffe zur Verfügung hat und innerhalb der Wirkstoffe verschiedene Hersteller, wobei sich die Medikamente der verschiedenen Hersteller in Wirkung und Nebenwirkung leicht unterscheiden. Jedenfalls ist damit eine breite Palette an Möglichkeiten verfügbar, um Patienten bzw. Patientinnen gut einzustellen, weswegen aus ihrer Sicht keine Notwendigkeit besteht, gleich zum Messer zu greifen. Das Messer gehört also in die Küche.

Ja schon, erwidert die „chirurgische Fraktion". Aber mit der Operation hat man die Chance, den Patientinnen und Patienten die Herumprobiererei mit Medikamenten zu ersparen. Außerdem spart man sich die möglichen Nebenwirkungen und billiger ist es auf Dauer auch, einmal eine OP durchzuführen als jeden Tag Pillen zu schlucken.

Dem stimmen die „Stoffwechsler" durchaus zu, verweisen dann aber auf mögliche OP-Komplikationen und die ungelöste Frage, was man tut, wenn der große Erfolg ausbleibt oder der Patient bzw. die Patientin rückfällig wird. Dann müssen nämlich erst wieder Medikamente her. Außerdem müssen Patientinnen und Patienten nach einem Magen-Bypass lebenslang Nahrungsergänzungsmittel zu sich nehmen.

Stimmt, argumentieren die „Schnippsler", verweisen dann aber darauf, dass man mit einer OP den Ausbruch einer Erkrankung verhindern oder zumindest deutlich verzögern kann. Jedenfalls treten Spätschäden später und deutlich geringer auf – oder gar nicht. Und eine vernünftig eingesetzte Nahrungsergänzung erzeugt keine Schäden.

So können wir diese Diskussion noch lange weiterverfolgen.

Der oben erwähnte Primar Miller ist ein gerne gesehener Gast auf Kongressen von Stoffwechselmedizinern bzw. -medizinerinnen, um dort die Vorzüge der chirurgischen Möglichkeiten zu diskutieren. Eingeladen war er unter anderem auf dem Welt-Diabetes-Kongress in Abu Dhabi von dem Salzburger Diabetologen und unserem Ex-Chef Primar Raimund Weitgasser. Dieser wiederum wird gerne auf Chirurgenkongresse eingeladen, um dort die Vorzüge der internistischen Medizin zu diskutieren. Die beiden Disziplinen ergänzen sich und jede nur für sich ist nicht vorstellbar.

Dieser Austausch läuft freundschaftlich ab, wird aber in der Sache durchaus sehr klar diskutiert. Es gibt also Regulative und Selbstreflexion zum Wohle der Patientinnen und Patienten. Wir hoffen, durch die leicht überspitzt und damit hoffentlich amüsante Darstellung zu einem Verständnis für die oft quälend komplizierten und langwierigen Diskussionen über medizinische Therapien beigetragen zu haben.

Und wir hoffen, Ihnen, liebe Leserin und lieber Leser, einen guten Überblick über die aktuellen Methoden und neuen Ansätze gegeben zu haben. Wir alle unterliegen dem täglichen Trommelfeuer der Werbung, der gut gemeinten Ratschläge und der strahlenden Vorbilder der Selbstdarsteller und Selbstdarstellerinnen.

Aber nur weil etwas bei einer Person funktioniert hat, heißt das nicht, dass es auch für andere funktioniert. Zum Glück gibt es genug Expertinnen und Experten, die einen breiten Überblick über ihr Fachgebiet haben und Ihnen weiterhelfen können. Als gut informierte Leserin bzw. gut informierter Leser unserer Bücher wissen Sie ja, wonach Sie fragen können und dürfen.

Zum Schluss dürfen wir noch darauf hinweisen, dass auf der Homepage www.willstduschlankseinoder.com oder www.wwds.com in unregelmäßigen Abständen neue Beiträge und Videos eingestellt werden und Sie sich über Kurse informieren können. Um keine Information zu verpassen, tragen Sie sich am besten in den Newsletter ein, der ebenfalls unregelmäßig erscheint.

Wir freuen uns auch über Ihr Feedback zum Buch und Ihre Erfahrungen mit unseren Tipps im täglichen Leben!

In diesem Sinne wünschen wir Ihnen den größtmöglichen Erfolg!

Magenbotox

Eine weitere Methode, die ohne schweren Eingriff in den Körper auskommt und sich damit zwischen einer medikamentösen und einer chirurgischen Therapie einordnet, ist die Magenbotox-Behandlung. Dabei wird das Botulinum Toxin A, das auch zur zeitweisen Behandlung gegen Falten in die Haut gespritzt wird, in bestimmte Stellen der Magenwand injiziert. Der Eingriff erfolgt im Rahmen einer Magenspiegelung. Die Grundidee ist, dass durch die vorübergehende Lähmung der Darmwand die Entleerung des Magens verzögert wird. Dies soll zu einem längeren Sättigungsgefühl und damit zu einer geringeren Kalorienaufnahme und schließlich zum Abnehmerfolg führen. So weit die Grundidee und die Bewerbung der Methode.

Blickt man in die wissenschaftliche Literatur, so sieht die Geschichte momentan deutlich bescheidener aus. Eine sogenannte Metastudie, also eine Studie, die einzelne Studien analysiert und auswertet, aus dem Jahre 2022 kommt zu einer Gewichtabnahme von durchschnittlich 2,4 kg in einer Subgruppenanalyse in der Gruppe mit der höchsten Dosis. Besser waren die Erfolge beim BMI: Immerhin -1,25 kg/m2 betrug der durchschnittliche Abnehmerfolg in der Gruppe mit der höchsten Dosis. Analysiert wurden sechs Studien mit insgesamt 192 TeilnehmerInnen. Dabei betonen die Autoren, dass eine begleitende Diät (im Sinne von Ernährung) essentiell für den Erfolg war. Die Zahl von 192 TeilnehmerInnen an sich ist schon relativ gering, und wenn davon nur eine kleine Subgruppe analysiert wird – was ohnehin mit Vorsicht zu betrachten ist –, dann ist die Verlässlichkeit der Aussage noch nicht sehr – sagen wir – gefestigt. Wenn man sich diese Zahlen ansieht, hat man kaum den Eindruck, dass die Methode einer herkömmlichen begleiteten Gewichtabnahme merklich überlegen ist. Wobei es in Einzelfällen natürlich zu unerwartet guten Ergebnissen kommen kann. Aber eben auch zu überhaupt keinem Erfolg.

Außerdem birgt die Methode gewisse Risiken. Eine Überdosierung kann durchaus zu schweren Vergiftungserscheinungen führen, wie tragische Zwischenfälle in einer türkischen Klinik gezeigt haben. Die Vergiftungssymptome umfassten Seh- und Sprachstörungen, Schwäche, Schluck- und Atembeschwerden. Allerdings handelte es sich hier um einen Einzelfall in einer Klinik, in der unsachgemäß viel zu hohe Dosen verabreicht wurden. Im Allgemeinen scheint die Methode gut verträglich zu sein. Aber auch diese Sicherheitsdaten bedürfen noch einer Verfeinerung.

Auf der Website eines österreichischen Chirurgen, der die Methode einsetzt, wird ausdrücklich betont, dass InteressentInnen die Bereitschaft mitbringen müssen, sich an das Diätprogramm zu halten, sich körperlich zu bewegen (sic!) und eine Einwilligungserklärung zu unterzeichnen. Die alleinige Verabreichung von Botox reicht für eine erfolgreiche Behandlung also nicht aus.

Der bereits erwähnte Prim. Miller kommt aktuell zu der Einschätzung: „Botox ist weit weg von evidenzbasierter Medizin."

Es bleibt indessen abzuwarten, ob und wann sich daran etwas ändert.

Zum Schluss

Wir hoffen, Sie haben in diesem Buch das eine oder andere oder sogar viel entdeckt, das Sie für sich in Zukunft verwenden können und werden. Wie wir gesehen haben, ist das ständige Üben sehr wichtig. Sie dürfen und sollen sich über kleine Fortschritte freuen, wenn es nicht so schnell geht. Orientieren Sie sich nicht an der Waage, sondern an Ihren Zielen, die Sie sich beim Durcharbeiten dieses Buches erarbeitet haben. Denn das ist viel wichtiger für Sie. Und das erhöht Ihre Chance, dass Sie das durchhalten, was Sie sich vorgenommen haben.

Sie haben erfolgreich
- das Wichtigste über Lebensmittel gelernt,
- den Unterschied zwischen schnellen und langsamen Kohlenhydraten gelernt,
- Entspannungsmethoden gelernt und geübt,
- überlegt, was Sie erreichen wollen und, vor allem, warum,
- sich widersprechende Ziele erkannt und aufgelöst,
- erkannt, dass Abnehmen allein nicht glücklich macht, aber Sie glücklich sein können und sehr gesund, auch wenn das Abnehmen schwerfällt,
- die Macht des Geistes zur Erreichung Ihrer Ziele erkannt,
- lähmende Unzufriedenheiten erkannt und gelernt, sie zu eliminieren,
- erfahren, was den Willen schwächt und wie Sie Ihren Willen trainieren können.

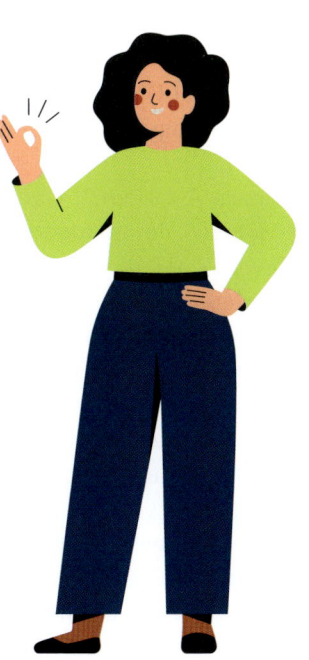

War das alles leicht? Wahrscheinlich nicht immer. Wird es jetzt ganz leicht? Wahrscheinlich nicht immer.

Der letzte Tipp, den wir Ihnen mitgeben wollen und können, liebe Leserin und lieber Leser, ist der, dass Sie Ihr Vertrauen in sich schrittweise stärken und akzeptieren, dass es beim Üben nicht immer klappt. Bleiben Sie dran und holen Sie sich Ihr Trainerteam, das Sie in dem Tempo weiterbringt, das Sie wollen, um zu dem Leben zu kommen, das Sie leben wollen!

Wir wünschen Ihnen viel Erfolg dabei!

Literatur

BAILEY MT (2014). Influence of stressor-induced nervous system activation on the intestinal microbiota and the importance for immunomodulation. Adv. Exp. Med. Biol. 817, 255–276.

BARANOWSKI M ua (2012). Dietary flaxseed oil reduces adipocyte size, adipose monocyte chemoattractant protein-1 levels and T-cell infiltration in obese, insulin-resistant rats. Cytokine 59, 382–391.

BAUMEISTER R ua (2014). Die Macht der Disziplin (München).

BERGMANN NC ua (2019). Effects of combined GIP and GLP-1 infusion on energy intake, appetite and energy expenditure in overweight/obese individuals: a randomised, crossover study. Diabetologia 62, 4, 665–675, doi: 10.1007/s00125-018-4810-0.

BONNET N ua (2014). Diet and gene interactions influence the skeletal response to polyunsaturated fatty acids. Bone 68, 100–107.

CLAUS SP (2017). Will Gut Microbiota Help Design the Next Generation of GLP-1-Based Therapies for Type 2 Diabetes? Cell Metabolism 26, 1, 6–7, doi: 10.1016/j.cmet.2017.06.009.

CONWAY V ua (2014). Apolipoprotein E isoforms disrupt long-chain fatty acid distribution in the plasma, the liver and the adipose tissue of mice. Prostaglandins Leukot. Essent. Fatty Acids 91, 261–267.

DISPENZA J (2014). Du bist das Placebo – Bewusstsein wird Materie (Dorfen).

DYER R (2023). New Drug Reverses Obesity and Lowers Cholesterol in Mice Despite High Fat Diet. Science Alert, 6. September 2023. https://www.sciencealert.com/new-drug-reverses-obesity-and-lowers-cholesterol-in-mice-despite-high-fat-diet.

EVERARD A ua (2014). Gut microbiota and GLP-1. Rev Endocr Metab Disord 15, 3, 189–196, doi: 10.1007/s11154-014-9288-6.

HAMILTON MT ua (2022). A potent physiological method to magnify and sustain soleus oxidative metabolism improves glucose and lipid regulation. iScience 25, 9, 104869, doi: 10.1016/j.isci.2022.104869.

HARRIS WS ua (2004). The Omega-3 Index: a new risk factor for death from coronary heart disease? Prev. Med. 39, 212–220.

HEIER M (2012). Nocebo – Wer's glaubt wird krank: Gesund trotz Gentests, Beipackzetteln und Röntgenbildern (Leipzig).

HENSLER M ua (2011). The inhibition of fat cell proliferation by n-3 fatty acids in dietary obese mice. Lipids Health Dis. 10, 128.

HIRSCHAUSEN E. Das Pinguin-Prinzip. https://www.youtube.com/watch?v=Az7lJfNiSAs.

https://www.gesundheit.gv.at/leben/bewegung/koerpergewicht/energie-stoff-wechsel.html

Itariu BK ua (2012). Long-chain n-3 PUFAs reduce adipose tissue and systemic inflammation in severely obese nondiabetic patients: a randomized controlled trial. Am. J. Clin. Nutr. 96, 1137–1149.

Jaklitsch T (2014). Hilf mir, meinen LEBENSTRAUM zu erfüllen! (Graz).

Kariv-Inbal Z ua (2012). The isoform-specific pathological effects of apoE4 in vivo are prevented by a fish oil (DHA) diet and are modified by cholesterol. J. Alzheimers Dis. JAD 28, 667–683.

Lemieux MJ ua (2015). Eicosapentaenoic acid reduces adipocyte hypertrophy and inflammation in diet-induced obese mice in an adiposity-independent manner. J. Nutr. 145, 411–417.

Lund A-SQ ua (2013). N-3 polyunsaturated fatty acids, body fat and inflammation. Obes. Facts 6, 369–379.

Mansoori A ua (2015). Docosahexaenoic Acid-Rich Fish Oil Supplementation Improves Body Composition without Influence of the PPARγ Pro12Ala Polymorphism in Patients with Type 2 Diabetes: A Randomized, Double-Blind, Placebo-Controlled Clinical Trial. J Nutrigenet Nutrigenomics 8, 4–6, 195–204.

Michalk C (2019). Gesundheit optimieren – Leistungsfähigkeit steigern (Berlin).

Mifflin MD ua (1990). A new predictive equation for resting energy expenditure in healthy individuals. Am. J. Clin. Nutr. 51, 241–247.

MDR.DE. Magen-Botox: Zwölf schwere Vergiftungen in der Türkei | MDR.DE. https://www.mdr.de/wissen/magen-botox-zwoelf-vergiftungsfaelle-tuerkei-100.html

N-TV.DE (2015). Vorzeigeprojekt für 600 Menschen: Til Schweiger baut Flüchtlingsheim.

Peters A (2013) Mythos Übergewicht. Warum dicke Menschen länger leben (München).

Pontzer H (2021). Burn. The misunderstood science of metabolism (London)

Rokling-Andersen MH ua (2009). Marine n-3 fatty acids promote size reduction of visceral adipose depots, with-out altering body weight and composition, in male Wistar rats fed a high-fat diet. Br. J. Nutr. 102, 995–1006.

Rubino DM ua (2022). Effect of Weekly Subcutaneous Semaglutide vs Daily Liraglutide on Body Weight in Adults With Overweight or Obesity Without Diabetes: The STEP 8 Randomized Clinical Trial. JAMA 327, 2, 138–150, doi: 10.1001/jama.2021.23619.

Ruckenstuhl C ua (2014). Lifespan Extension by Methionine Restriction Requires Auto phagy-Dependent Vacuolar Acidification. PLoS Genet 10, e1004347.

Salis A (2015). The Science of "hangry". Why some People get grumpy when they're hungry. https://edition.cnn.com/2015/07/20/health/science-behind-being-hangry/index.html

SANTORO N UA (2012). Hepatic fat accumulation is modulated by the interaction between the rs738409 variant in the PNPLA3 gene and the dietary omega6/omega3 PUFA intake. PloS One 7, e37827.

SCHMIDT H UA (2013). Verstehen Sie das, Herr Schmidt? (Köln).

SEINO Y UA (2010). GIP and GLP-1, the two incretin hormones: Similarities and differences. J. Diabetes Investig. 1, 1–2, 8–23, doi: 10.1111/j.2040-1124.2010.00022.x.

STORCH M (2009). Mein Ich Gewicht. Wie das Unbewusste hilft, das richtige Gewicht zu finden (München).

TAN C-M (2012). Search inside yourself. Das etwas andere Glücks-Coaching (München).

WEILL P UA (2002). Effects of introducing linseed in livestock diet on blood fatty acid composition of consumers of animal products. Ann. Nutr. Metab. 46, 182–191.

WILDING JP UA (2021). Once-Weekly Semaglutide in Adults with Overweight or Obesity. N. Engl. J. Med. 384, 11, 989–1002, doi: 10.1056/NEJMoa2032183.

WIKIPEDIA (2015). Biologische Wertigkeit. https://de.wikipedia.org/w/index.php?-title=Biologische_Wertigkeit&oldid=143717271.

YEN Y-A UA (2022). Intragastric injection of botulinum toxin A for weight loss: A systematic review and meta-analysis of randomized controlled trials. J Gastroenterol Hepatol 37, 6, 983–992, doi: 10.1111/jgh.15847.

Abbildungsverzeichnis

GETTY IMAGES: Anastasia (12, 19), Lyudinka (14, 90, 138), Svetlana Larshina (20), pialhovik (25), Pavel Sivak (25, 35), lemono (32, 136), simplehappyart (53, 66, 68, 107, 155, 157, 158), Blueastro (63, 109), photosoup (66, 68, 107, 155, 157, 158), Ana Tivikova (90), Svetlana Shamshurina (93), Olga Naumova (95, 100), solar22 (96), calvindexter (158), lunar_cat (184), Ponomariova_Maria (189)